AF312630

Nouvelle Collection scientifique
Directeur : Émile Borel

La Radiologie
et
la Guerre

PAR

Mᵐᵉ PIERRE CURIE
Professeur à la Sorbonne.

Avec 16 planches hors texte

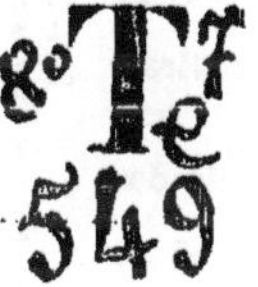

LIBRAIRIE FÉLIX ALCAN

La Radiologie

et

La Guerre

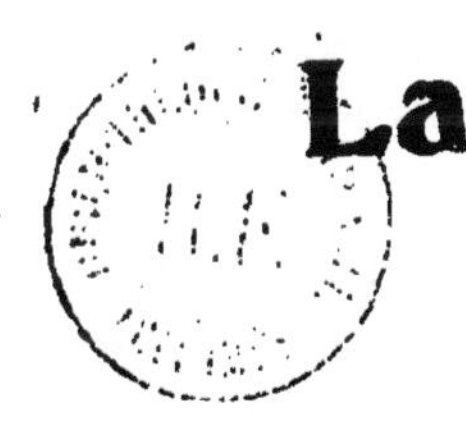

La Radiologie

et

La Guerre

PAR

Mme PIERRE CURIE

Professeur à la Sorbonne.

Avec 11 figures et 16 planches hors texte.

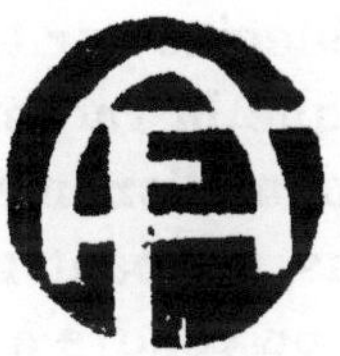

PARIS

LIBRAIRIE FÉLIX ALCAN

108, BOULEVARD SAINT-GERMAIN, 108

1921

LA RADIOLOGIE

ET LA GUERRE

INTRODUCTION

Depuis la découverte des rayons X, en 1895,
les méthodes de la radiologie, progressivement élaborées par les médecins, ont été appliquées avec succès sous la forme de radio-diagnostic et de radiothérapie. Les progrès réalisés
dans ce domaine sont dus, pour une grande
partie, à la perfection des appareils mis à la
disposition des médecins par les constructeurs.
Il était à prévoir que la radiologie serait d'un
secours puissant pour l'examen des blessés de
guerre. Néanmoins, on peut affirmer, que les
services qu'elle a pu rendre à ce point de vue
ont grandement dépassé toutes les prévisions.
Il en est résulté, de divers côtés, un double
effort : d'une part, pour développer et multi-
plier les méthodes d'observation radiologique,
d'autre part, pour réaliser des installations et
des appareillages capables de répondre à tous
les besoins et à toutes les conditions de travail, dans les ambulances du front comme dans

les hôpitaux du territoire. Ainsi a été constituée la radiologie de guerre dont l'extension n'a cessé d'augmenter jusqu'à la fin de celle-ci. Et si l'activité des services radiologiques s'est, naturellement, ralentie avec la cessation des hostilités, l'impulsion dont est sorti leur développement ne s'est point épuisée; elle reste acquise comme élément d'action organisatrice, pour étendre à toute la population française les bienfaits d'une technique médicale dont l'usage était resté très limité avant la guerre.

Les circonstances ont fait qu'à cette évolution, encore inachevée, j'ai pris une part active. Ayant voulu, comme tant d'autres, me mettre au service de la Défense nationale dans les années que nous venons de traverser, je me suis presque aussitôt orientée du côté de la radiologie m'efforçant de contribuer à l'organisation des services radiologiques notoirement insuffisants au début de la guerre. Le champ d'activité ainsi ouvert a absorbé la plus grande part de mon temps. J'ai eu la bonne fortune de trouver des moyens d'action. Chargée de la direction technique de l'œuvre radiologique du *Patronage National des Blessés*, Société de Secours fondée sous la présidence de M. E. Lavisse, j'ai pu, avec l'aide libérale de cette œuvre, créer un service de Radiologie auxiliaire du service de Santé Militaire pour les hôpitaux des armées et du territoire. Ce service a pris une grande extension, en raison même des besoins auxquels il s'agissait de faire face. Il m'a fallu faire de nombreux voyages aux hôpitaux et aux ambulances, pour vivre de leur vie et participer à leur travail. Il m'a fallu aussi m'occuper de la formation de personnel pour les besoins du service.

Je dirai donc dans ce livre sur la Radiologie ce que j'en ai vu pendant la guerre et ce que j'en espère dans l'avenir.

I

LES RAYONS X

C'est ur e méthode d'observation merveilleuse, en vérité, que celle qui nous a permis,
pour la première fois, d'explorer sans le secours
de la chirurgie, l'intérieur du corps humain. La
chance inespérée de cet examen direct nous a
été apportée par la découverte des rayons X
que nous devons à M. Rœntgen et qui a eu lieu
en 1895.

L'appareil de production de rayons X n'est
autre chose qu'un tube ou ampoule de verre
ayant généralement la forme indiquée dans la
figure 1. Dans le tube pénètrent deux pièces métalliques, nommées *électrodes*, destinées à y
faire passer le courant électrique. Une de ces
électrodes C, nommée *cathode* ou électrode
négative (pôle de sortie du courant) est constituée par une calotte en aluminium, placée
dans une partie tubulaire à l'entrée de l'espace
sphérique. Au centre de celui-ci se trouve l'extrémité de l'autre électrode AC nommée *anticathode* et pouvant remplir le rôle d'électrode

positive ou *anode* (pôle d'entrée du courant). Cependant, on lui adjoint souvent une électrode supplémentaire A qui est placée dans une tubulure latérale et reçoit plus spécialement

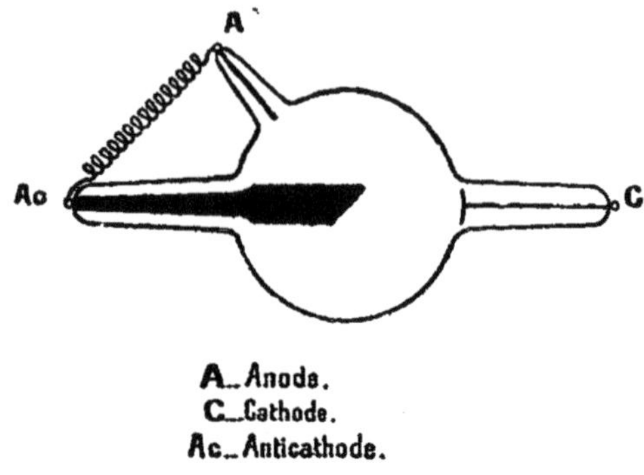

A__Anode.
C__Cathode.
Ac__Anticathode.

Fig. 1.

le nom d'anode. Le tube est étanche et l'on y peut faire un vide élevé, la pression du gaz résiduel étant, par exemple, de l'ordre de deux ou trois millièmes de millimètre de mercure. Dans cet état, le tube prend souvent le nom de *tube* ou *ampoule de Crookes*, du nom du savant qui a étudié le passage du courant électrique dans l'air extrêmement raréfié[1].

Pour obtenir le passage du courant, il est

1. Une ampoule radiologique du type décrit comprend encore en général, des éléments qui, sans être essentiels au point de vue théorique, sont cependant indispensables pour assurer la régularité du fonctionnement. Tels sont les *dispositifs de refroiaissement* de l'anticathode laquelle peut s'échauffer jusqu'à l'incandescence lors du passage du courant, et les *régulateurs de pression* qui permettent de faire varier dans certaines limites la quantité de gaz contenue dans l'ampoule.

nécessaire d'employer une *haute tension*, c'est-à-dire d'établir entre les électrodes une différence de potentiel de l'ordre de quelques dizaines de milliers de volts. Tant que la tension nécessaire n'est pas atteinte, aucun courant ne passe dans l'ampoule, mais dès que la valeur critique de la tension a été obtenue, le courant commence à passer brusquement, sous forme de *décharge disruptive*.

Le passage de cette décharge est accompagné de phénomènes du plus haut intérêt, mis en évidence par les travaux ingénieux et patients de nombreux savants, parmi lesquels il convient de citer en première ligne Crookes et J. J. Thomson. De la cathode s'échappe un essaim de particules, bien plus ténues que les atomes eux-mêmes, et dont chacune porte une charge négative. Ces particules, repoussées énergiquement par la cathode, se trouvent lancées comme des projectiles avec une grande vitesse et viennent frapper l'anticathode en un point nommé le *foyer*. Ce choc a pour effet d'exciter dans l'anticathode un rayonnement, ainsi que dans une cloche le choc du battant détermine l'émission d'une onde sonore; et ces rayons dont la source est au foyer de l'anticathode sont précisément ceux qui ont été nommés rayons X par Rœntgen qui le premier les a observés et étudiés.

Les projectiles qui, venant de la cathode,

bombardent l'anticathode et provoquent l'émission de rayons X, ont des vitesses d'autant plus grandes que la tension ou différence de potentiel aux bornes de l'ampoule est plus considérable ; ces vitesses peuvent atteindre et même dépasser le tiers de la vitesse de la lumière, elles se chiffrent souvent par plus de 100.000 kilomètres à la seconde. Chacune de ces particules a une masse qui, on le sait aujourd'hui, est environ 1.800 fois plus petite que celle d'un atome d'hydrogène. Ces grains minimes d'électricité négative se nomment *électrons*. Crookes qui avait bien compris leur nature les avait désignés par le nom expressif de *matière radiante*. Les électrons lancés avec une grande vitesse constituent, en effet, des rayons de nature matérielle que l'on nomme aujourd'hui *rayons cathodiques*.

Nous dirons donc que le choc des rayons cathodiques sur une anticathode provoque sur celle-ci une émission de rayons X.

Quels sont les effets qui ont permis de découvrir cette émission ? Les nouveaux rayons ne sont pas directement accessibles à nos sens ; nous ne pouvons ni les voir ni les entendre. Mais c'est leur faculté d'exciter la fluorescence qui a tout d'abord permis de déceler leur présence. En plaçant en face de l'anticathode un écran recouvert d'une couche de platinocyanure de baryum, on voit l'écran s'éclairer d'une belle luminosité verte, ainsi qu'il le ferait sous l'action de la lumière ultra-violette. Ce sont les rayons X qui excitent cette fluorescence en dehors de l'ampoule de production dont ils traversent la paroi. Ils peuvent aussi impressionner une plaque photographique au travers d'un papier noir qui l'enveloppe pour la protéger de la lumière.

Ces propriétés des rayons X sont précisément celles que nous utilisons dans la radiologie. Les rayons traversent, en effet, différentes substances d'autant plus facilement que celles-ci sont moins denses (plus exactement, le pouvoir pénétrant des rayons est d'autant plus grand que le poids atomique de la substance à traverser est plus faible). Si un faisceau de rayons X issu du foyer d'une anticathode atteint un écran radioscopique (écran au platinocyanure de baryum) au travers d'un objet tel qu'un porte-monnaie en cuir contenant des pièces de monnaie, le cuir est traversé très facilement, sans que les pièces ou la monture métallique le soient, de sorte que ces parties opaques de l'objet examiné *portent ombre* sur l'écran et sont ainsi vues au travers du cuir en *image radioscopique*, alors qu'on ne peut les voir directement en examinant le porte-monnaie à la lumière ordinaire pour laquelle le cuir est opaque. Si, dans ce même essai, on remplace l'écran par une plaque photographique,

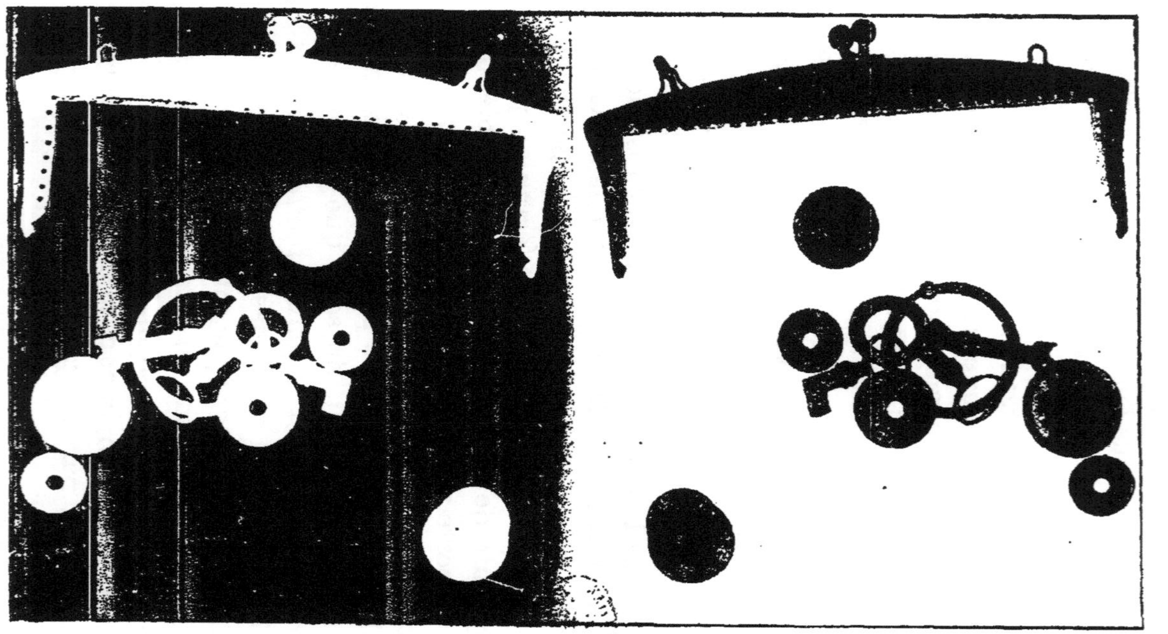

Radiographie d'un porte-monnaie contenant des pièces de monnaie et des clefs. Sur la plaque directement obtenue, ou négatif, les parties métalliques opaques se détachent en clair.

Positif obtenu avec la plaque précédente. Les parties métalliques se détachent en sombre. L'image a le même aspect que celle qui se produit sur un écran radioscopique.

celle-ci, développée à la manière ordinaire, fera apparaître l'image du porte-monnaie, sur laquelle les parties métalliques opaques aux rayons X paraîtront en clair, et les parties relativement transparentes (cuir) en sombre. La région frappée par les rayons en dehors de l'objet est la plus impressionnée et donne les « grands noirs ». On obtient ainsi une *radiographie* qu'on peut considérer comme un *négatif;* un tirage du cliché sur papier sensible fournit un *positif* dont l'apparence correspond à celle de l'image radioscopique (voir planche I).

Si, au lieu d'examiner un porte-monnaie, nous soumettons à l'observation une partie du corps humain, par exemple un bras, une jambe, une main, etc., nous constaterons que les os sont plus opaques aux rayons X que les chairs.

La raison en est facile à comprendre. Les chairs sont constituées, en effet, par des matières organiques composées d'éléments à faible poids atomique, tels que l'hydrogène, le carbone, l'azote, l'oxygène (poids atomiques 1, 12, 14, 16). Mais dans la composition normale des os entrent en plus des matières minérales, principalement le phosphate de chaux qui contient comme constituants les éléments phosphore et calcium de poids atomiques 31 et 40. Ce sont ces éléments qui déterminent principalement l'absorption des rayons X par la matière osseuse. Les os portent ombre en radioscopie, alors qu'ils se détachent en clair sur l'image radiographique.

La radioscopie et la radiographie du corps humain fournissent des contrastes qui permettent de réaliser des images d'une grande beauté, avec de nombreux détails de structure (planche II).

Et de même que nous nous trouvons ainsi admis à examiner l'intérieur du corps humain à l'état normal, de même il nous est possible de constater des aspects anormaux occasionnés par un accident ou par une maladie. Si un objet métallique a pénétré dans le corps à la suite d'une blessure (balle, éclat d'obus), ou bien s'il a été avalé par inadvertance, (bille, sou), la présence de cet objet à l'intérieur du corps est révélée sur l'image radioscopique ou radiographique grâce à l'ombre qu'il projette.

Si un os a subi une fracture, la solution de continuité apparaîtra sur l'image et fera connaître les détails de l'accident.

Ainsi se trouve créée une possibilité merveilleuse de diagnostic par la vision directe qui constitue un bienfait pour le malade et un allègement de responsabilité pour le médecin.

Ce service, pourtant considérable, n'est pas le seul que puissent rendre les nouveaux rayons. L'expérience a montré qu'ils constituent

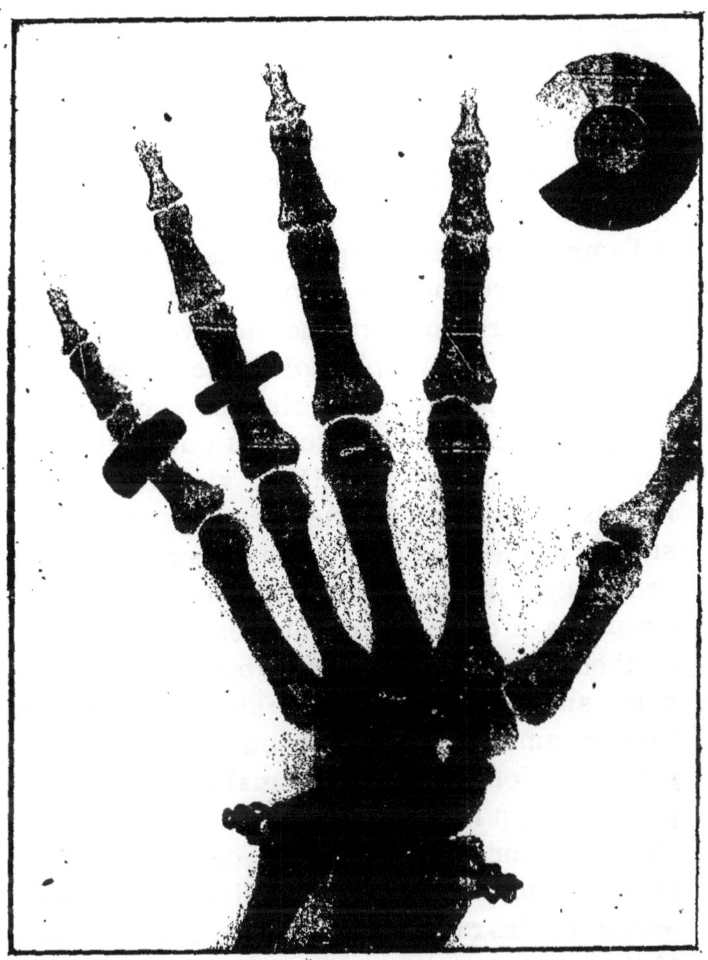

Radiographie d'une main (positif). A l'annulaire une bague d'or très
opaque aux rayons X. Au petit doigt une bague d'aluminium bien
moins opaque : l'ombre de l'os s'aperçoit au travers de cette bague.
Au poignet un bracelet de fer avec une plaque d'aluminium mince,
peu visible sur la radiographie en raison de sa transparence. Les
os, bien moins opaques que les bagues, donnent cependant des ombres
très nettes laissant voir des détails de structure. Le contour des
chairs se voit faiblement. A côté de la main se trouve un radiochromomètre radiographié en même temps que celle-ci. Il indique une
dureté de rayons de M. Benoist.

aussi un agent thérapeutique de haute importance. De tout temps, il a été habituel d'expérimenter à ce point de vue tout nouvel
agent physique. La souffrance humaine demande
impérieusement à être soulagée, et la science
médicale, encore en grande partie condamnée
à l'empirisme, ne manque jamais de tenter un
essai qui offre quelque espoir nouveau. On ne
tarda pas à reconnaître que les rayons X produisent des effets physiologiques très prononcés. Les premiers expérimentateurs eurent
à déplorer des accidents dont ils ont été, dans
certains cas, les premières victimes. Les
rayons X absorbés à forte dose peuvent occasionner des lésions de la peau dites *radiodermites*, dont l'issue est parfois mortelle. Mais
employés à dose convenable, et suivant des
méthodes scientifiquement élaborées, ils peuvent, au contraire, produire un effet bienfaisant, et amener la guérison ou tout au moins
l'amélioration de plusieurs maladies dont la
plus grave est le cancer. Il n'est pas nécessaire
d'insister sur l'importance de cette nouvelle
ressource de la médecine scientifique. Le traitement par les rayons X porte le nom de *radiothérapie*.

La nature des nouveaux rayons qui nous
rendent des services aussi signalés est aujourd'hui parfaitement connue. Les rayons X ont
la plus grande analogie avec la lumière bien

qu'ils s'en distinguent, semble-t-il, par les propriétés qui viennent d'être décrites, et bien que nous ne puissions pas les concentrer par des lentilles ou les faire dévier par des prismes. Rappelons ici que la lumière est un phénomène vibratoire dont les propriétés dépendent de la *fréquence* de la vibration. La lumière visible correspond à des vibrations au nombre de 10^{15} environ, soit un million de milliards par seconde. Les rayons ultra-violets qui ne sont pas visibles ont une fréquence plus grande encore. La fréquence des rayons X est environ 1.000 fois plus grande que celle de la lumière visible, il n'est donc pas étonnant que leurs propriétés diffèrent de celles de la lumière.

On constate, entre autres, que les rayons X sont capables de décharger un électroscope, en rendant l'air qui l'entoure conducteur de l'électricité. On peut mesurer l'intensité des rayons d'après la vitesse avec laquelle l'électroscope est déchargé.

La conductibilité communiquée à l'air par l'action des rayons prend le nom d'*ionisation*. D'autres gaz que l'air peuvent aussi subir l'ionisation. L'étude des gaz ionisés a conduit à des découvertes scientifiques importantes, relatives à la nature de l'électricité et de la matière.

On voit d'après ce qui précède que les rayons X constituent un agent nouveau qui a tout de suite acquis une grande importance scientifique et, de plus, trouvé une vaste application médicale. Par effet réciproque, il en est résulté un grand effort pour améliorer la technique de la production et de l'emploi de ces rayons. Les constructeurs s'attachèrent à établir des types d'appareils, aussi parfaits que possible, pour la production du courant de haute tension qui alimente les ampoules, et les ampoules elles-mêmes subirent de nombreux perfectionnements. A la faveur de ces efforts et grâce aux travaux de médecins spécialistes distingués, la nouvelle Science de Radiologie se constitua et se développa rapidement, centralisée presque exclusivement dans les grandes villes. Celles-ci bénéficièrent bientôt d'un certain nombre de belles installations radiologiques, appartenant soit aux hôpitaux publics, soit plus souvent aux médecins spécialistes. Mais, jusqu'à la guerre, l'emploi des rayons X n'était point habituel dans tous les services hospitaliers. Même à Paris, le nombre des services radiologiques était fort restreint ; et si des villes comme Lyon, Bordeaux, etc., possédaient quelques services importants, par contre, les petites villes de province étaient, en général, dépourvues de toute organisation radiologique.

On aperçoit immédiatement la répercussion de cet état de choses au début de la guerre.

L'opinion tout naturellement adoptée par les pouvoirs publics préconisait l'emploi de la radiologie dans les services centraux militaires de l'arrière, mais ne prévoyait nullement une extension générale de cet emploi à toutes les formations sanitaires des armées et du territoire. Le Service de Santé militaire avait, d'ailleurs, envisagé le besoin de secours radiologique urgent transportable, assuré par des voitures radiologiques munies de tous les appareils nécessaires ; mais on espérait subvenir aux besoins à l'aide d'un très petit nombre de ces voitures.

Il eût été difficile, en vérité, de prédire l'immensité des besoins que fît surgir la guerre dont nul ne pouvait prévoir la durée et la puissance meurtrière. Et comme l'organisation de la radiologie n'avait pas été généralisée dans le pays avant la guerre, elle se trouva nécessairement insuffisante pour les besoins de la Défense Nationale, aussi bien au point de vue du matériel qu'au point de vue du personnel. Cependant le rôle de la radiologie surpassa en importance toute proportion prévue, de sorte que, peu à peu, elle fut indispensable aux blessés et aux malades, loin ou près du front. Le manque de préparation fut compensé par un effort considérable accompli par le gouvernement et par l'initiative privée. Des appareils ont été offerts aux hôpitaux par des donateurs.

Des professeurs ou ingénieurs s'occupèrent de
de leur installation et de leur mise en service.
Ainsi que dans tant d'autres circonstances, des
œuvres et des particuliers apportèrent leur
concours au Service de Santé lequel, de son
côté, constitua peu à peu un matériel radiologique considérable et assura une organisation
générale du Service, devenue très complète
dans les dernières années de la guerre.

Il est réconfortant de se dire que l'effort
réalisé pour donner aux blessés les soins auxquels ils avaient droit a produit des résultats
bienfaisants qui n'ont pas été limités à la durée
de la guerre. Cet effort a conduit directement
à reconnaître l'utilité générale de la radiologie ;
il a contribué à établir en France une vaste
organisation mettant les bienfaits de la radiologie à la portée de toute la population.

II

COMMENT ON PEUT PRODUIRE
LES RAYONS X

Nous avons vu dans le chapitre précédent
que pour produire les rayons X, il faut faire
passer un courant électrique dans un tube tel
que celui de la figure 1, et qu'il est nécessaire de
disposer pour cela d'une *tension* ou différence
de potentiel élevée. Celle-ci n'est généralement pas fournie par les distributions d'électricité dans les villes. Il convient donc de transformer le courant de basse tension distribué
par l'usine d'électricité en courant de haute
tension capable d'alimenter l'ampoule.

Cette transformation de courant est obtenue
à l'aide d'appareils établis dans ce but par
l'industrie électrique. Tous ces appareils utilisent le phénomène de l'*induction électrique*,
mais ne l'utilisent pas tous de la même
manière. Tous possèdent cependant comme
partie essentielle deux circuits électriques,
dont l'un contient une spirale de gros fil,
l'autre une spirale de fil très fin enroulée

autour de la précédente sans communiquer avec elle. Si dans le premier circuit, nommé *primaire*, on envoie un courant, dont l'intensité varie périodiquement, — soit le courant alternatif industriel, soit le courant continu régulièrement interrompu par un dispositif spécial nommé *interrupteur*, — il se produit dans le deuxième circuit nommé *secondaire* des courants *induits* de haute tension circulant alternativement, tantôt dans un sens, tantôt dans l'autre. Ce sont ces courants induits qu'on peut employer pour actionner les ampoules.

Bien que les appareils de transformation de courant soient tous basés sur le même principe, ils sont néanmoins de types multiples et leur puissance peut varier dans de larges limites. Je ne décrirai ici, à titre d'exemple, qu'un type d'appareil très couramment employé pendant la guerre, de puissance modérée mais suffisante pour les besoins de la radiologie de guerre.

Le transformateur de courant T (fig. 2) se compose d'un noyau de fer doux autour duquel sont disposés deux enroulements (ou *bobines*), l'un à gros fil pour le primaire (T_1), l'autre à fil fin pour le secondaire (T_2) ; l'enroulement secondaire entoure l'enroulement primaire mais en est entièrement séparé par un isolant. Un courant interrompu à intervalles réguliers traverse le primaire, et le secondaire est le

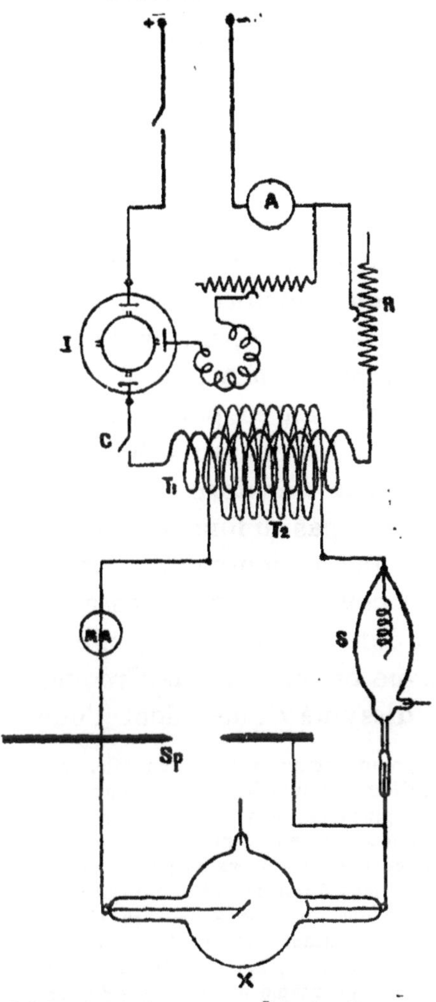

T_1. Bobine du primaire.
T_2. Bobine du secondaire.
J. Interrupteur
R. Rhéostat du primaire
C. Coupe-circuit du primaire.
A. Ampèremètre.
X. Ampoule à rayons X.
S. Soupape
Sp. Sp. intermètre.
MA. Milliampèremètre.

Fig. 2. ❧ 18 ❧

siège de courants induits de haute tension produits à chaque interruption du primaire.

Le circuit primaire est alimenté par une source d'électricité convenable, par exemple par une distribution à 110 volts de courant continu ou par un groupe électrogène pouvant remplacer cette distribution. Branché aux pôles de la source (ou secteur), le circuit comprend l'enroulement primaire T_1 du transformateur, un rhéostat R qui règle l'intensité du courant, un ampèremètre A qui mesure cette intensité, un coupe-circuit C et enfin une pièce essentielle : l'interrupteur I. Le modèle d'interrupteur le plus employé est la turbine à mercure [1].

Le circuit secondaire comprend l'enroulement secondaire T_2 du transformateur, l'ampoule productrice de rayons X, une *soupape* S et un milliampèremètre MA ; ce dernier mesure le courant utile. La soupape est destinée à absorber parmi les courants de haute tension produits dans le transformateur ceux dont le sens ne convient pas au fonctionnement de l'ampoule, et qu'on nomme *courants inverses*. Quand le courant inverse passe, le fonctionnement est défectueux et l'ampoule se détériore. La soupape est un tube de Crookes à électrodes très dissymétriques, dont l'une

1. Cet interrupteur comprend comme pièce essentielle, une toupie percée de canaux obliques et animée d'une rotation rapide autour de son axe. Cette toupie plonge dans un bain de mercure contenu dans une cuve ; en tournant, elle aspire le mercure par les canaux et le projette ensuite au travers de petits orifices placés à sa partie supérieure sous forme de filet mince qui vient frapper une palette ou *dent* isolée du vase à mercure. Quand le filet rencontre la palette, le courant s'établit dans le circuit primaire, quand il ne la rencontre plus, la toupie ayant tourné, le courant est interrompu. On a coutume d'adjoindre à l'interrupteur un condensateur dont les deux armatures sont réunies respectivement aux bornes de l'interrupteur, et qui est destiné à rendre l'interruption plus brusque en absorbant l'étincelle qui se produit à la rupture. L'interruption du courant ne doit pas avoir lieu dans l'air, mais dans un milieu réducteur comme le gaz d'éclairage, dont on remplit la cuve étanche de l'interrupteur.

est une tige étroitement emboîtée dans une tubulure de verre, tandis que l'autre est une spirale placée dans la partie centrale du tube ; celui-ci porte le nom de soupape, car il laisse passer le courant très facilement de la tige vers la spirale, et très difficilement en sens inverse, à condition que la faible pression d'air à l'intérieur soit convenablement réglée [1].

Il ne suffit pas de disposer d'une intensité de rayons convenables, il faut aussi que ces rayons aient un pouvoir pénétrant adapté ; on dit alors que l'ampoule a une « dureté » convenable. Il est donc nécessaire d'avoir un dispositif qui indique la dureté de l'ampoule, ainsi qu'un moyen de faire un réglage pour obtenir la dureté désirée. Pour se rendre compte de la dureté, on établit aux bornes de l'ampoule une dérivation nommée *spintermètre* (fig. 2) Sp, comprenant une tige mobile en face d'une pointe. Le courant secondaire peut, soit passer dans l'ampoule, soit franchir sous forme d'étincelle l'intervalle du spintermètre. Quand les deux passages offrent la même facilité, la dureté de l'ampoule, est mesurée par cette étincelle dite *équivalente*. L'ampoule est d'au-

1. L'emploi de soupapes n'est pas nécessaire, si, au moyen d'un dispositif convenable, on obtient le redressement des courants dits inverses ; ceux-ci peuvent alors servir à alimenter l'ampoule. Il existe des types d'appareils qui fonctionnent sans interrupteur : le courant alternatif de haute tension fourni par un transformateur est redressé à l'aide d'un commutateur et envoyé dans l'ampoule.

tant plus dure que l'étincelle équivalente est plus longue, c'est-à-dire que la tension d'alimentation est plus élevée.

Or c'est cette tension qui détermine le pouvoir pénétrant des rayons ; une pénétration moyenne correspond à une étincelle équivalente (mesurée avec un spintermètre à pointes mousses) d'environ 10 centimètres de longueur, et à une tension d'environ 50.000 volts. Les rayons X obtenus dans ces conditions ont un pouvoir pénétrant favorable à la radioscopie et à la radiographie. Avec des tensions plus élevées, on obtient des rayons X très durs qui trouvent leur application dans la radiothérapie. Avec des tensions moins élevées, on obtient des rayons X mous qui traversent difficilement le corps humain[1].

La dureté ou résistance d'une ampoule dépend de la quantité d'air qui y est contenue. Au cours du fonctionnement il arrive que l'air résiduel s'absorbe dans les parois de verre et ceci a pour effet de faire durcir le tube. Pour remédier à cet inconvénient on dispose de

1. On emploie couramment, pour reconnaître la dureté des rayons, un petit appareil très simple nommé *radiochromomètre Benoit*. Le principe de l'appareil consiste à comparer la transparence aux rayons X d'une mince lame d'argent à la transparence d'une série de secteurs d'aluminium d'épaisseurs graduées. Pour se servir du radiochromomètre on peut examiner l'ombre qu'il porte sur un écran radioscopique ou bien reproduire son image en radiographie comme sur la planche 3. L'aspect de l'image permet d'apprécier la dureté des rayons employés.

régulateurs de divers modèles qui permettent d'introduire de petites quantités de gaz dans l'ampoule. Les soupapes ont besoin d'un réglage analogue ; quand elles contiennent trop ou trop peu de gaz, l'effet protecteur qu'on leur demande n'est pas obtenu. Ce réglage des tubes est très délicat et demande un opérateur habile et exercé[1]. On a représenté dans la figure 5 un régulateur de type courant adapté à une ampoule.

Si les tubes ont besoin d'un réglage particulièrement soigné, l'appareillage au total exige aussi un entretien constant qui consiste en un nettoyage des pièces et des contacts; c'est seulement à condition d'observer ces soins que l'on peut obtenir un bon fonctionnement. Il ne faudrait cependant pas croire qu'un bon appareillage radiologique doive nécessairement être fragile ; desservi par un bon opérateur, il ne risque pas de se détériorer. La radiologie de guerre demande des appareils robustes, facilement transportables et pouvant être installés avec rapidité.

1. Il existe un modèle perfectionné d'ampoules basé sur un principe qui permet un réglage rapide et facile. Ce sont les tubes Coolidge dont la cathode est constituée par une spirale de tungstène chauffée à l'incandescence par un courant électrique. Ces tubes sont complètement vides d'air. Les rayons cathodiques y sont produits par la cathode incandescente et la « dureté », ou résistance du tube ne dépend ici que de la température de la cathode qui émet d'autant plus de rayons cathodiques qu'elle est plus fortement chauffée. Les tubes Coolidge sont employés dans des installations de grande puissance.

Un appareil correspondant au schéma de la figure 2 peut être établi en trois pièces principales : transformateur, tableau de commande et interrupteur, pesant respectivement environ 30, 20 et 25 kilos et pouvant se transporter aisément. Le transformateur et le tableau sont, à cet effet, placés dans des boîtes en bois, de forme adaptée, munies d'anses pour le transport et disposées de manière à remplir un rôle utile dans l'installation. Ces appareils peuvent être facilement placés dans une voiture ou expédiés par chemin de fer. Dans le premier cas, il suffit de les immobiliser avec des attaches. Dans le second cas, il convient en général, de les emballer. Pourtant, il m'est arrivé, à plusieurs reprises, de les faire voyager d'urgence, sans emballage, dans un train, en les installant, avec l'aide des employés, dans la voiture à bagages, avec quelques précautions faciles à réaliser et suffisantes pour éviter les accidents.

En dehors de ces pièces fondamentales, l'appareillage complet comprend les tubes et les accessoires indispensables. Parmi ces derniers, il faut citer, en premier lieu, le *pied porte-ampoule* qui sert à porter le tube producteur de rayons X et à lui donner toutes les positions requises par le service qu'il doit remplir. La mobilité du tube est une condition indispensable de travail utile.

Le blessé soumis à l'examen est, le plus souvent, couché sur une table. Celle-ci est quelquefois une table spéciale, munie d'un support porte-ampoule. Mais quand on dispose d'un pied porte-ampoule convenable, on peut, au besoin, se contenter d'une simple table en bois, à condition que le plateau soit perméable aux rayons et sans défauts ; pour faire une radioscopie on place, en effet, l'ampoule sous la table et on observe sur un écran placé au-dessus du corps l'image obtenue avec des rayons qui traversent la table et le corps. Il est donc nécessaire que le bois de la table soit transparent aux rayons, ce qui est le cas des bois de faible densité sous épaisseur modérée, — et que ce bois ne contienne pas de défauts tels que des nœuds ou des fissures qui ne manqueraient pas d'apparaître sur l'écran. Quelquefois, la table est simplement composée d'une planche reposant sur des tréteaux.

Un certain nombre d'accessoires de moindre encombrement achèvent de composer un appareillage complet. Leur choix est très important quand il s'agit d'une installation qui doit se suffire et qui est destinée à être transportée. On peut évaluer à 250 kilos le poids total d'un appareillage comprenant les appareils de production de haute tension, deux ou trois ampoules, deux soupapes, une table légère, un pied porte-ampoule, une petite provision de plaques et produits photographiques, un écran radioscopique, quelques châssis, des rideaux pour faire l'obscurité, quelques appareils de protection pour l'opérateur, quelques outils, du câble isolé et un certain nombre de petits objets dont l'utilité a été démontrée par l'usage. Le tout peut prendre place dans une voiture d'assez petites dimensions ; des voitures de place ont même pu être utilisés avec succès pour le service d'installations transportables.

III

INSTALLATIONS DANS LES HOPITAUX
ET VOITURES RADIOLOGIQUES

Nous avons vu comment est composé un appareillage radiologique. Voyons maintenant quelles sont les conditions de son installation dans un hôpital où il doit être utilisé.

Pour alimenter le primaire du transformateur, il faut disposer d'une source d'électricité pouvant fournir du courant électrique sous une tension de 100 à 200 volts. Nous ne pourrons installer les appareils que si l'hôpital dispose d'une distribution d'électricité, ou si celle-ci se trouve à proximité et peut facilement être amenée sur place.

Les distributions de courant que l'on trouve en France ne sont pas d'un type uniforme. Le courant distribué est soit continu, soit alternatif : la tension ou *voltage* présente également des différences. Il en résulte une certaine difficulté pour la généralisation des postes radiologiques, car les appareils doivent être adaptés à la forme du courant en divers détails de leur

construction ; ils ne peuvent donc être consi-
dérés comme interchangeables.

Quand aucune distribution d'électricité ne se
trouve dans le voisinage, on a recours à l'usage
d'un *groupe électrogène*, composé d'une dynamo actionnée par un moteur fonctionnant au
gaz ou à l'essence. L'emploi de groupes à essence s'est particulièrement généralisé pendant
la guerre, pour l'éclairage et le service radiologique des hôpitaux du front. Un groupe électrogène pouvant fournir un courant de 25 am-
pères sous une tension de 110 volts (puissance
3 kilowatts ou 4 chevaux environ), convient
parfaitement pour alimenter un poste radiologique ; on peut même se contenter d'une puissance de 1 à 2 kilowatts pour la plupart des
besoins. Ces groupes ne sont donc ni très lourds
ni très encombrants, et peuvent être transportés sur de fortes voitures. La plupart
d'entre eux étaient d'un type à courant continu,
de sorte que les appareils radiologiques à courant continu sont devenus également les plus
nombreux.

Les postes radiologiques de ce type ont,
d'ailleurs, pu être alimentés, en cas de besoin,
par le courant alternatif fourni par des stations
électriques. Pour obtenir cette adaptation, on
place dans le circuit primaire une *soupape élec-
trolytique*, appareil extrêmement simple, composé de deux électrodes, l'une en aluminium,

l'autre en fer, plongeant dans une solution de carbonate de soude contenue dans un petit bac ; une telle soupape ne laisse passer le courant que dans un seul sens, du fer à l'aluminium ; elle supprime donc l'une des deux phases du courant alternatif et convertit celui-ci en courant interrompu, mais de direction invariable.

Dans de petites villes, plusieurs hôpitaux ont eu recours à des groupes électrogènes, pour suppléer à un manque de distribution électrique. Dans la zone des armées, ces groupes ont été d'abord peu nombreux, tant que le Service de Santé était assuré principalement par des ambulances. Mais le système des ambulances a été peu à peu remplacé par celui de grands hôpitaux en baraquements qui tous utilisaient des groupes électrogènes pour leur éclairage ; ces mêmes groupes alimentaient les postes radiologiques.

Quand le problème fondamental de l'alimentation en courant électrique a été résolu, il reste à installer la *salle de radiologie* ou *laboratoire radiologique*. Il est nécessaire de disposer pour cela d'une pièce assez spacieuse si possible, dans laquelle on doit pouvoir faire l'obscurité complète, au moyen de rideaux bien agencés. Dans cette pièce, on installe sur une table ou sur une planche fixée au mur le transformateur, le tableau de commande et l'interrupteur. On a avantage également à y établir

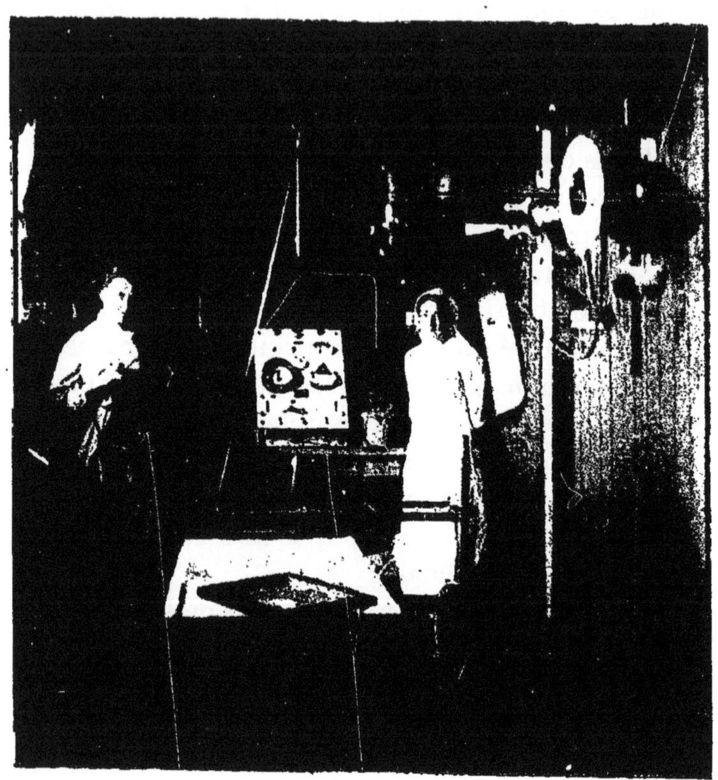

Salle de radiographie de l'hôpital n° 12 : Amiens, installé en baraquements (année 1916). On aperçoit l'appareillage, la table de
radiographie, le pied porte-ampoule et le trolley.

un *trolley* composé de 2 fils parallèles tendu entre des supports isolants fixés aux murs opposés. On fait communiquer ces fils avec les pôles du circuit secondaire du transformateur, et l'on s'en sert pour assurer au moyen de contacts glissants, les connexions avec l'ampoule à rayons X. L'aménagement se compose ensuite de la table radiologique et du pied porte-ampoule placé auprès de celle-ci (planche III). Les accessoires sont contenus, si possible, dans une armoire. Enfin, il faut adjoindre à la salle de radiologie, une chambre noire pour photographie, pour le développement des plaques radiographiques, avec installation d'eau et éclairage spécial. Il est utile que la salle de radiologie et le cabinet de photographie aient leurs parois recouvertes de peinture brune, pour que les défauts d'obscurité soient moins à craindre.

L'installation des appareils dans la salle n'offre pas de grandes difficultés. Une personne compétente peut, en un jour ou deux, suivant les cas, réaliser un aménagement très satisfaisant.

Au point de vue de leur puissance, les appareils utilisés dans ces postes fixes aux hôpitaux pouvaient être de types différents. On peut, en particulier, parmi les appareils à interrupteur, distinguer le type *normal* et le type *intensif*. Je désigne par normal un appareil qui permet d'obtenir dans l'ampoule un courant de deux à trois milliampères sous une tension d'environ 50.000 volts (10 centimètres environ d'étincelle équivalente, mesurée au spintermètre à pointes de forme usuelle). Les appareils intensifs permettent d'obtenir une puissance trois ou quatre fois plus grande. Il existe des appareils plus puissants encore, qui sont utilisés dans les services centraux importants et qui permettent d'atteindre 20, 50 ou même 100 milliampères sous une tension suffisante pour le travail radiologique.

Avec une grande intensité de rayonnement, on peut obtenir des radiographies rapides et même presque instantanées, ce qui est un grand avantage quand il s'agit de radiographier une région qui ne peut être immobilisée, par exemple la région thoracique soumise aux mouvements respiratoires. L'intensité est également nécessaire pour la radiothérapie. Mais si les appareils intensifs ont leurs mérites incontestables, ils sont, en revanche, plus coûteux, plus encombrants et plus lourds que les appareils normaux.

Au début de la guerre, les ressources en radiologie étaient tout à fait précaires, et il s'agissait de réaliser au plus tôt un service radiologique de première nécessité pour les hôpitaux du territoire et de la zone des armées. L'utilisation des appareils normaux qui permettent de faire face à la plupart des besoins, et qui, de plus, peuvent facilement être transportés, s'imposait donc à cette époque. Partant de ce point de vue, j'ai dirigé les ressources du Patronage National des Blessés presque exclusivement vers la distribution de ces postes normaux dont environ 200 ont été établis par cette Œuvre. A une époque plus avancée de la guerre, quand un matériel important s'est trouvé constitué, le Service de Santé distribua un certain nombre de postes intensifs, mais même alors il semblait légitime d'employer principalement les ressources de l'initiative privée à la distribution de postes normaux, pour satisfaire aux besoins les plus urgents qui continuaient à se manifester. Le but qu'il ne convenait pas de perdre de vue était, en effet, de procurer le bénéfice de l'examen radiologique à tous les blessés sans exception.

VOITURES RADIOLOGIQUES. — J'arrive maintenant à la description du rôle très important qui a appartenu, dans la radiologie de guerre, aux voitures radiologiques.

Nous avons vu qu'au début de la guerre. l'appareillage radiologique faisait défaut, et il paraissait légitime de réserver les premières installations fixes aux hôpitaux importants. D'autre part, les nombreux hôpitaux militaires et auxiliaires (Croix Rouge) qui se sont constitués dès le début de la guerre et au courant de celle-ci, occupaient dans bien des cas des locaux de fortune qui ne disposaient pas de courant électrique : tel était, par exemple, le cas de la plupart des écoles dont on sait l'utilisation pour les services hospitaliers. Ainsi des formations, répandues dans toute la France pour recevoir les blessés qui affluaient du front, se trouvaient sans installation radiologique et sans possibilité d'en établir une à bref délai. D'un autre côté, les ambulances qui ont assuré au début de la guerre le service de santé des armées, occupaient des locaux provisoires où l'installation radiologique paraissait d'autant moins indiquée que l'on devait toujours s'attendre à un départ possible. Ainsi, le plan d'organisation primitif comportait un fonctionnement général des hôpitaux et ambulances, en arrière du front et près du front, sans le secours de la radiologie. Pourtant quand apparut clairement l'énormité de la tâche consistant à soigner les blessés de cette guerre, l'aide merveilleuse des rayons X fut chaque jour mieux comprise, mieux appréciée et chaque jour plus demandée. C'est à cette situation que les voitures radiologiques sont venues apporter un remède et une solution provisoire. Elément actif et bienfaisant, elles ont assumé pendant les premières années de la guerre la plus grande partie de la charge du service radiologique.

Une voiture radiologique, généralement automobile, transporte un appareillage complet pour l'examen des blessés. Elle doit donc contenir d'une part, la source d'électricité, d'autre part, les appareils principaux ainsi que tous les accessoires indispensables. La production de courant peut être assurée par un groupe électrogène installé à poste fixe sur la voiture. Ce groupe ne doit être ni très lourd, ni très encombrant, cependant, en raison de la puissance qui lui est demandée, il ne peut guère peser moins de 100 kilogrammes. On le place soit à l'avant de la voiture, soit à l'intérieur de la caisse qui sert de carrosserie. Au lieu d'employer un groupe électrogène, on peut se servir du moteur de la voiture pour entraîner une dynamo placée à l'avant ou bien sur le marche-pied. Les avantages de ce dispositif se voient immédiatement : en remplaçant le groupe par une dynamo, on réduit le poids de moitié, et l'on diminue l'encombrement, ce qui permet d'employer une voiture plus légère et plus rapide ; la dynamo d'ailleurs coûtait beaucoup moins que le groupe et était beaucoup plus facile à trouver au début de la guerre. On pouvait donc, par ce moyen, équiper une voiture quelconque, sans même exiger une carrosserie spéciale.

Les appareils principaux, convenablement

attachés, peuvent être transportés dans une carrosserie de limousine qui peut, en outre, contenir deux ou trois caisses avec les accessoires. On dispose le tout, de manière à réserver à l'intérieur une place pour le médecin radiologiste, tandis qu'un aide prend place à côté du conducteur.

Si la carrosserie est à construire, on l'établit sous forme de caisse, comme pour une voiture de livraison spacieuse. Elle reçoit un aménagement propre à l'installation des appareils et des caisses. De plus, il est bon qu'après fermeture de la porte, l'obscurité y soit complète, pour que, en cas de besoin, on puisse y développer les plaques radiographiques. Les trois personnes qui composent l'équipe occupent la banquette à l'avant de la voiture.

Bien que l'utilisation du moteur de la voiture pour l'entraînement de la dynamo puisse rendre souvent de grands services, on doit néanmoins reconnaître que ce système comporte des inconvénients, dont les principaux sont la dépense d'essence relativement élevée et la nécessité de faire travailler le moteur de la voiture aussi bien pendant la circulation entre les hôpitaux qu'à l'arrêt, puisque le moteur doit entraîner la dynamo pendant la durée du service. Une bonne voiture, entre les mains d'un bon conducteur, peut, d'ailleurs être ainsi utilisée sans inconvénient. Si, cependant, la voiture circule peu et travaille la plus grande partie de la journée à l'arrêt, l'emploi d'un groupe électrogène est plus rationnel et plus économique.

Au début de la guerre, il s'agissait surtout d'assurer un service rapide, avec les moyens disponibles, tandis que l'essence ne manquait pas et n'était guère économisée. La voiture entraînant une dynamo par son moteur était alors tout indiquée.

J'ai réussi, moi-même, à équiper 18 de ces voitures, grâce à des dons particuliers et aux ressources du Patronage National des Blessés. Plusieurs châssis ont été mis à ma disposition par de généreux donateurs ou donatrices dont certaines ont bien voulu aussi faire les frais de l'appareillage. Presque toutes ces voitures, offertes au Service de Santé à une époque de besoin urgent, ont fait un service considérable, et si quelques-unes ont été usées, d'autres ont continué leur service jusqu'à la fin de la guerre et même au delà.

Il m'est agréable de rappeler ici que la première des voitures radiologiques établies sur mon initiative a été fournie par l'Union des Femmes de France et équipée à ses frais. Cette petite voiture à carrosserie ordinaire, ne portant que l'appareillage strictement nécessaire, a, sans aucun doute, laissé de nombreux souvenirs dans la région parisienne. Desservie d'abord par un personnel bénévole, anciens élèves de l'École Normale ou professeurs, ensuite régulièrement attachée au Val-de-Grâce, elle a assuré seule le service du camp retranché de Paris pendant la plus grande partie de la guerre, en particulier lors de l'affluence de blessés qui se produisit en septembre 1914 à la suite de la bataille de la Marne.

Une autre voiture à carrosserie de limousine, équipée aussitôt après dans mon laboratoire m'a été d'un secours précieux pendant toute la guerre. Elle m'a permis de transporter fréquemment du matériel radiologique demandé par des hôpitaux de l'armée et du territoire, ainsi que d'assurer un service temporaire dans diverses circonstances. La planche IV représente l'une des voitures suivantes qui a fourni un service particulièrement intensif dans la zone des armées.

En même temps que des voitures relativement légères étaient offertes par l'initiative privée, le Service de Santé équipait des camions radiologiques à groupes électrogènes dont le nombre, peu à peu, devint important. Ces équipages, munis d'un matériel très complet, furent distribués principalement dans la zone des armées où ils assurèrent, quand ils furent assez nombreux, un service radiologique

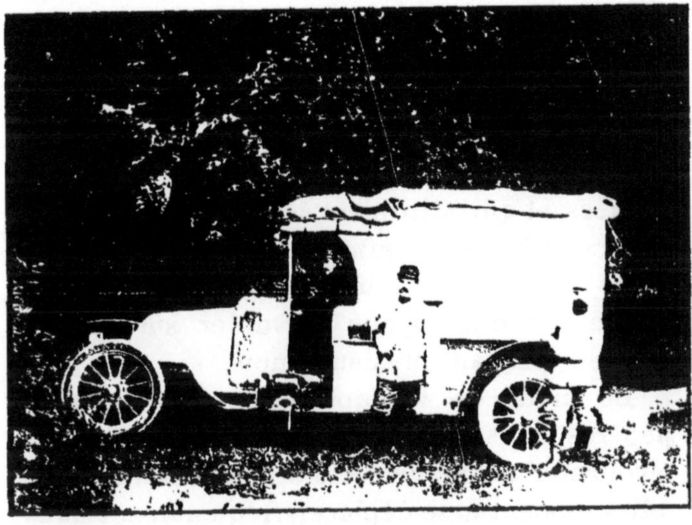

Voiture radiologique et équipe. On voit sur le marchepied
de la voiture la dynamo qui peut être entraînée par le moteur.

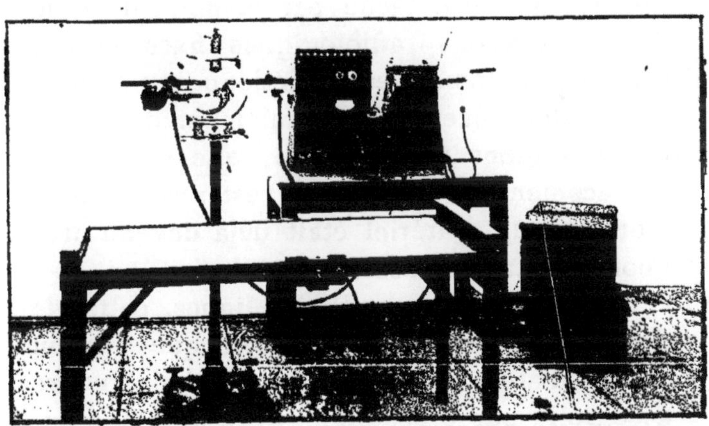

Appareillage transporté par la voiture radiologique, disposé pour le
fonctionnement. On voit, dans leurs boîtes, les appareils qui servent
pour transformer le courant de basse tension fourni par la dynamo,
en courant de haute tension propre à alimenter l'ampoule. On voit,
de plus, la table, le pied porte-ampoule, l'ampoule et la soupape,
ainsi que les caisses d'emballage.

permanent et régulier. Toutefois, dans les dernières années de la guerre, ce service ne comportait que peu de déplacements. J'ai déjà eu l'occasion de parler des grands centres hospitaliers qui ont été établis dans la zone des armées et qui utilisaient le personnel de plusieurs ambulances immobilisées. A ces formations venaient se joindre les postes radiologiques mobiles, pour travailler sur place, souvent pendant plusieurs mois.

Le mode de fonctionnement des voitures légères dans la zone des armées subit une évolution analogue. Alors qu'à leurs débuts, elles avaient à se déplacer fréquemment dans un rayon de plus de 100 kilomètres, en vue de service urgent, plus tard, elles se trouvèrent libérées de cette tâche par la multiplication des installations radiologiques fixes et des camions automobiles fonctionnant comme postes demi-fixes. C'est seulement dans certaines régions du territoire, que de grands déplacements ont pu encore rester nécessaires alors que le matériel était déjà devenu très abondant aux armées.

Évoquons ici, en quelques lignes, cette vie des voitures radiologiques, vie que j'ai pu suivre d'assez près, pour apprécier l'œuvre accomplie par le personnel avec autant d'initiative que de dévouement :

Avisée d'un besoin pressant, la voiture

radiologique part pour son service, emportant son matériel complet et sa provision d'essence. Cela ne l'empêche pas de se déplacer à la vitesse de 50 kilomètres à l'heure quand l'état de la route le permet. Le personnel se compose d'un médecin, d'un manipulateur et d'un chauffeur, mais dans une bonne équipe chacun fait plus que son métier. Voici la voiture rendue à destination; elle était attendue avec impatience pour l'examen de blessés nouvellement arrivés à l'hôpital. Il s'agit de se mettre au travail le plus tôt possible. On descend les caisses et les appareils et on les porte dans la salle où l'on s'en servira. Le chauffeur prépare le groupe ou la dynamo, et établit au moyen d'un long câble (25 mètres suffisent, en général, à tous les besoins) la communication avec les appareils que le manipulateur dispose dans la salle. Avec l'aide d'infirmiers on pose aux fenêtres les rideaux noirs apportés par la voiture, ou les couvertures de l'hôpital. Le manipulateur et son chef, d'un coup d'œil, choisissent la disposition des appareils, ils les placent, ils assemblent les pièces démontables de la table et du pied porte-ampoule, installent l'ampoule et la soupape, établissent les connexions. On remplit la turbine de gaz d'éclairage pris à un tuyau ou apporté par la voiture dans une poche à gaz de 25 litres. Un signe au chauffeur : voici la dynamo en fonctionnement et l'on envoie un courant d'essai dans l'ampoule. Si elle donne satisfaction, tant mieux ; si non, on procède rapidement à un réglage délicat, ou bien on prend une ampoule de secours. On prépare l'écran radioscopique, et toute sorte de petits accessoires à portée de la main : papier, crayons, gants et lunettes de protection, fil à plomb ; on dispose à l'abri des rayons les plaques et châssis et on place dans le cabinet de photographie les bains qu'on a apportés ; quelquefois le cabinet lui-même doit être préparé avec des rideaux. Enfin tout est prêt. Si l'on n'a pas eu de déboires et si l'on se trouve dans un endroit connu, l'installation a pu être faite en une demi-heure. Il est rare qu'elle demande une heure.

C'est le moment de se mettre au travail avec les médecins et les chirurgiens de l'hôpital ou de l'ambulance. On apporte les blessés sur des brancards ou bien l'on fait venir ceux qui sont moins atteints. On fait les examens radioscopiques, on prend des clichés, quelquefois on opère sous les rayons. Un aide inscrit toutes les observations. Cela dure autant qu'il est nécessaire, l'heure est oubliée, seul importe le souci d'achever la besogne. Quelquefois un cas difficile occasionne un retard, d'autres fois le travail progresse rapidement. Enfin, la tâche est finie. On emballe le matériel dans les caisses, et l'on retourne à son port d'attache, pour recommencer le même jour ou bien le lendemain.

On comprend facilement que dans ces conditions de travail, une équipe radiologique pouvait acquérir une expérience considérable ainsi que l'habitude de « se débrouiller », faire face à toutes les éventualités. Aussi, quand le service de circulation se fut ralenti en raison de la multiplication des postes fixes et demi-fixes aux armées, les équipages mobiles qui avaient rendu les plus grands services ont été constitués en « équipes de perfectionnement » pour visiter les nouveaux postes, pour conseiller le personnel et pour contrôler le fonctionnement.

Pour le service de circulation, des voitures légères sont assurément d'un emploi plus facile. Aussi je pense, qu'à côté des voitures massives et solides, on devrait toujours conserver un type de voiture très mobile pour le secours d'urgence. Parmi les voitures radiologiques du Patronage, la plus légère emportait un matériel de 250 kilos, suffisant pour les besoins ; c'était un petit châssis à carrosserie très légère, pouvant passer dans des chemins étroits et circulant avec rapidité ;

plusieurs chefs de service aux armées m'ont exprimé le vif désir de disposer de voitures de ce genre pour un service rapide.

Il convient de remarquer que les voitures radiologiques peuvent, dans certains cas, utiliser le courant électrique des hôpitaux où elles viennent travailler. Elles ne servent alors que pour transporter le matériel et le personnel, et s'il s'agit de petites distances dans une ville et dans ses environs, une voiture à cheval peut remplacer une voiture automobile.

Les voitures radiologiques qui ont fourni un travail intensif pendant la guerre (certaines ont permis d'examiner 10 000 blessés et davantage) ne sont pas condamnées à disparaître dans la période de paix. Elles continueront à être utilisées, d'abord dans les régions libérées, puis dans toute la France et ses colonies, pour assurer l'examen radiologique de malades non transportables dans des localités dépourvues de postes fixes, et pour suppléer comme postes de secours aux arrêts de fonctionnement des postes fixes par suite d'accidents. Ainsi pourra-t-on tirer parti de l'acquit que cette forme particulièrement active du service de radiologie doit à la guerre.

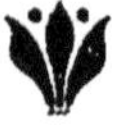

TRAVAIL RADIOLOGIQUE
DANS LES HOPITAUX

Quels sont donc les services que l'on pouvait attendre pendant la guerre de l'examen radiologique d'un blessé ou d'un malade ? Voici la réponse à cette question :

La présence d'un corps étranger : balle, éclat d'obus, peut être constatée, en général très facilement, à l'aide des rayons X. On peut donc s'assurer si le projectile est effectivement resté dans le corps, ce qui est, dans bien des cas, matière à discussion, surtout quand il s'agit de projectiles multiples. Ayant résolu ce premier point, on peut aller plus loin et préciser très exactement la position du projectile, au moyen de méthodes spécialement étudiées dans ce but. Le chirurgien peut alors procéder à l'extraction du projectile avec de grandes chances de succès. Au contraire, en l'absence de l'examen radiologique, il arrive souvent que l'extraction ne peut être tentée, ou bien qu'elle est essayée infructueusement une ou plusieurs fois.

L'examen radiologique est également très utile dans le cas de fractures osseuses. Il permet de se rendre compte de l'aspect de la fracture, d'effectuer une réduction et d'en suivre les progrès, — de reconnaître la présence d'esquilles, d'examiner l'état des articulations, de surveiller la formation normale ou anormale de la matière osseuse.

Enfin, on peut se servir des rayons X, non seulement pour leur demander un renseignement préalable, mais aussi au cours même des opérations, pour guider à chaque instant l'action du chirurgien. On dit alors que l'opération est effectuée *sous le contrôle des rayons*.

Quand il s'agit d'un malade, l'examen radiologique permet, dans bien des cas, de reconnaître des lésions internes, telles que des maladies de l'estomac ou des poumons. L'examen de lésions pulmonaires a eu, pendant la guerre, une importance considérable. Quand il s'agit d'un homme guéri mais ayant contracté une infirmité, on a recours à l'examen radiologique pour constater celle-ci, en vue d'un certificat de réforme.

On peut affirmer que l'examen radiologique a sauvé la vie à un grand nombre de blessés et en a préservé beaucoup d'autres d'infirmités futures. Les projectiles qui séjournent dans le corps y occasionnent souvent des suppurations persistantes, quelquefois des phénomènes de paralysie ; leur extraction sans localisation exacte est souvent dangereuse. D'autre part, les fractures doivent être surveillées très attentivement pour que la guérison se fasse avec un minimum de déformation ultérieure.

Nous examinerons successivement les points principaux qui méritent d'attirer l'attention dans le domaine de la technique radiologique.

CARACTÈRES GÉOMÉTRIQUES DE L'IMAGE. — La source des rayons X est au *foyer* de l'ampoule productrice ; ce foyer étant de petites dimensions, on peut considérer que la source d'émissions est *ponctuelle*. Les rayons issus du foyer forment donc un cône et, en rencontrant l'écran radioscopique ou la plaque radiographique, ils déterminent une figure qui a les propriétés d'une *projection conique*.

La projection conique a pour effet de donner d'un objet une image agrandie et déformée, et cela d'autant plus que les rayons sont plus obliques. L'ensemble de ces déformations rappelle celles bien connues des ombres dites « chinoises » que nous observons sur un mur éclairé par une lampe ou une bougie, avec interposition d'objets opaques à la lumière. Les figures 3 et 4 représentent l'aspect des ombres projetées par

deux sphères métalliques de même volume,
par exemple, par deux balles de shrapnell,
inégalement distantes de l'écran où de la
plaque qui servent de plan de projection.
Dans la figure 3, les rayons issus du foyer F

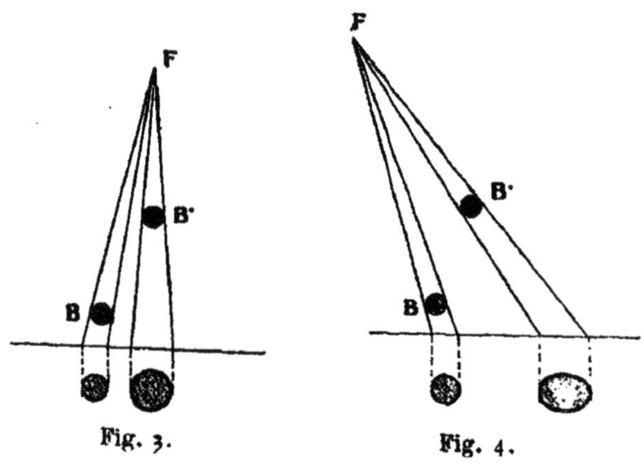

Fig. 3.   Fig. 4.

sont, en moyenne, perpendiculaires au plan
de projection P. Les ombres ont des dimensions inégales : la balle B qui est proche du
plan P, donne une ombre à peine agrandie,
tandis que la balle B' qui en est plus éloignée
donne une ombre agrandie dans le rapport de
1 à 2 : les deux ombres sont à peu près circu-
laires. La figure 4 nous montre, au contraire,
l'effet d'une projection oblique ; l'ombre de la
balle B' est agrandie dans le même rapport que
précédemment dans la direction perpendiculaire aux rayons, mais l'agrandissement est plus

important suivant la direction OX qui est la trace sur le plan de projection de la direction moyenne du faisceau de rayons passant par la balle. De sorte que, non seulement, la balle paraît plus agrandie que dans le cas précédent,

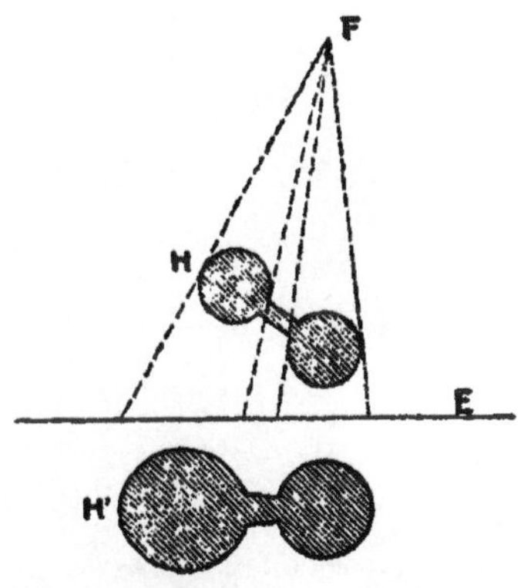

F. Foyer de l'ampoule.　　H... Haltère.
E. Écran radiologique.　　H'... Ombre de cette haltère,
　　　　　　　　　　　　　　　　supposée rabattue sur
　　　　　　　　　　　　　　　　le plan de la figure.

Fig. 5.

mais elle paraît, de plus, déformée ; son ombre s'allonge dans la direction OX.

Quant à la balle B, très proche du plan de projection, son ombre est également déformée, tout en étant moins agrandie.

Supposons que l'on place une haltère dans une position oblique par rapport à l'écran radioscopique, qui lui-même reçoit les rayons passant par cette haltère suivant une direction

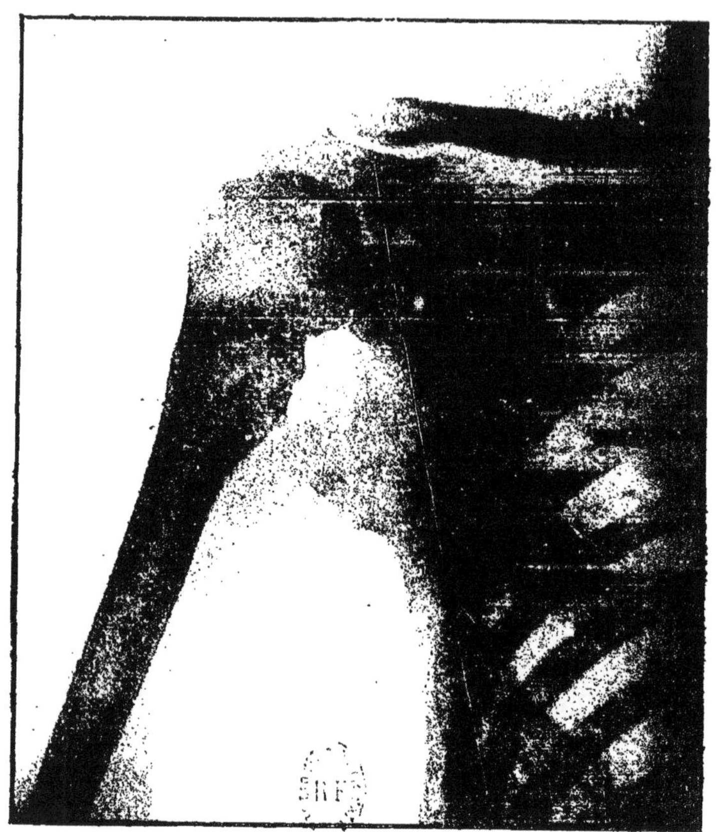

Radiographie d'une épaule. Les parties des cotes qui sont les plus rapprochées de la plaque donnent des ombres nettes et étroites ; les parties plus éloignées donnent des ombres moins nettes et élargies.

moyenne oblique. On voit que l'apparence de l'ombre donnera une opinion inexacte sur la forme de l'objet ; les deux boules paraîtront de forme allongée, et de dimensions inégales ; la barre de jonction pourra paraître allongée ou raccourcie selon l'inclinaison qu'elle possède par rapport à l'écran (fig. 5).

La planche V nous montre la radiographie d'un thorax, sur laquelle on reconnaît les déformations inévitables de la projection. Les côtes apparaissent très élargies dans leurs portions éloignées de la plaque, par rapport aux portions rapprochées de la plaque.

Pour réduire au minimum les déformations des images radioscopiques et radiographiques, il convient de les obtenir, autant que possible, en projection normale, c'est-à-dire en utilisant des rayons, dont la direction est, en moyenne, perpendiculaire à l'écran radioscopique ou à la plaque radiographique. Si, par exemple, la plaque est placée sur une table, au-dessus de laquelle se trouve l'ampoule, il est facile de s'assurer, à l'aide d'un fil à plomb, que la condition est approximativement réalisée. De plus, il y a avantage à appliquer sur la plaque la région à radiographier, de manière à ne point exagérer l'agrandissement ; pour la même raison, on peut éloigner l'ampoule de la plaque autant que le permet la diminution d'intensité qui en résulte.

Dans les applications pratiques, la distance de l'ampoule à la plaque ou à l'écran est d'environ 50 centimètres. Un dispositif spécial permet de centrer l'ampoule à l'intérieur d'une calotte sphérique tenue dans le pied porte-

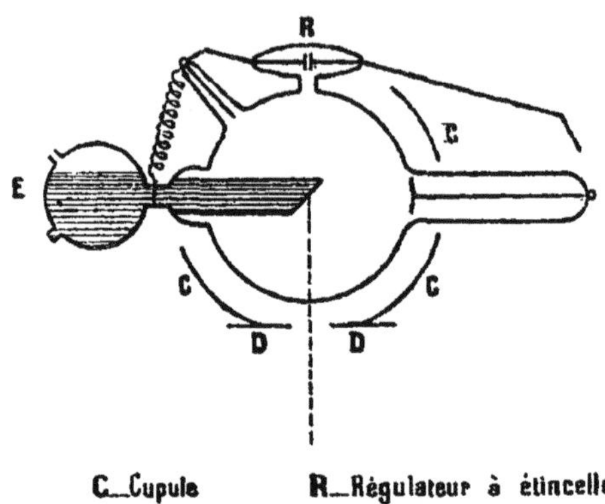

C_Cupule   R_Régulateur à étincelle
D_Diaphragme.   E_Réfrigérant à eau

Fig. 6.

ampoule et munie d'un diaphragme opaque à ouverture variable (fig. 6). Quand le diaphragme est presque entièrement fermé, le faisceau étroit de rayons qui passe par son orifice doit être perpendiculaire au plan du diaphragme si l'ampoule est bien centrée ; ce faisceau prend alors le nom de *rayon normal* et on doit le diriger vers la partie centrale de la région examinée, après quoi on peut ouvrir le diaphragme autant qu'il est nécessaire pour irradier toute la région. En règle générale, le diaphragme est [parallèle à l'écran radioscopique ou à la plaque, de sorte que le rayon normal leur est perpendiculaire ; on ne s'écarte de cette règle que dans des circonstances particulières.

RADIOSCOPIE ET RADIOGRAPHIE. — Puisque l'emploi de rayons X nous offre deux méthodes d'examen, quelles sont les considérations qui doivent guider notre choix et nos préférences pour l'emploi de chacune de ces méthodes ?

L'expérience des années de guerre a grandement contribué à nous éclairer sur la réponse qui peut être faite à cette question, plus spécialement en ce qui concerne la radioscopie. Cette méthode d'examen n'était pas encore très employée en France avant la guerre ; elle faisait cependant déjà l'objet d'un excellent enseignement fait à l'hôpital Saint-Antoine, par M. le Dr Béclère, — enseignement qui mettait clairement en évidence la valeur fondamentale des procédés radioscopiques.

La comparaison de la radioscopie et de la radiographie peut être faite à divers points de vue. Ainsi tout d'abord il est clair que l'examen radioscopique, ne comportant pas de manipulations de prises de plaques et de leur développement, doit être préféré dans tous les cas où il est important de réduire le temps consacré à l'examen et l'encombrement du matériel employé. C'est donc ce mode d'observation qui peut rendre le plus de services lors des affluences de blessés qui se produisent pendant les batailles, dans les hôpitaux du front ou à l'arrière. En effet, à mesure que la valeur de la radiologie a été reconnue, on a compris que l'examen radiologique ne devait pas être réservé à certains blessés, mais que tous sans exception devaient en bénéficier, pour éviter des erreurs de diagnostic, toujours possibles, et des lacunes d'observation dont les conséquences peuvent être funestes. Compris de cette manière, l'examen radiologique joue un rôle important déjà lors du premier triage des blessés dans les hôpitaux d'évacuation ; tel blessé qui aurait pu être sauvé par des soins immédiats, succombera si, par inadvertance, on le soumet à un transport fatigant dans un hôpital éloigné.

Pendant les longues batailles de la grande guerre la tâche des hôpitaux qui recevaient le flot des blessés était souvent écrasante. Jour et nuit, des équipes de chirurgiens, accompagnés de leurs aides, se relayaient dans une besogne incessante. Il fallait faire face au plus pressé, assurer toutes les interventions indispensables, et cependant renvoyer à l'arrière tous les blessés susceptibles d'être transportés, pour éviter la menace constante de « l'embouteillage » : encombrement et impossibilité de recevoir les nouveaux arrivants. C'est lors de la bataille de la Somme que l'examen radiologique a commencé à être pratiqué dans ces conditions si difficiles : des équipes radiologiques travaillant concurremment avec les équipes chirurgicales et transmettant aux chirurgiens les résultats de chaque examen radioscopique.

Ainsi, l'examen radioscopique joue, dans ce cas, le rôle de l'examen d'urgence, le seul que permettent les circonstances, le seul compatible avec la nécessité de ne point consacrer, en moyenne, plus de quelques minutes à chaque blessé. Pourtant, ce n'est pas là son rôle unique ; son application est bien plus vaste, et nous allons facilement nous rendre compte que *l'examen radioscopique doit, en principe, précéder l'examen radiographique,* quelles que soient les conditions de travail particulières de l'hôpital, au front ou à l'arrière.

Pour que la radiographie donne un résultat satisfaisant, il est nécessaire, en effet, que l'endroit exact de la lésion soit préalablement connu, de sorte que l'on puisse placer la plaque dans la position la plus favorable par rapport au corps du blessé et donner ensuite la meilleure direction aux rayons. Mais, le plus souvent, ce renseignement préalable sur la lésion est très sommaire, ce dont on peut donner de nombreux exemples. S'il s'agit d'une fracture, on n'en connaît pas à l'avance

l'extension exacte. S'il s'agit de la présence
de corps étrangers, balles ou éclats d'obus, la
présomption dont on dispose le plus souvent
consiste à observer un orifice d'entrée sans orifice de sortie correspondant. C'est là une indication bien précaire, car elle ne renseigne ni sur
le nombre des éclats qui ont pu pénétrer, ni
sur leur position même approximative. Il arrive
qu'un projectile ne pénètre pas, mais rebondit
à la surface. Il arrive, au contraire, qu'il
pénètre très loin de son point d'entrée, ayant
accompli quelquefois un trajet véritablement
décevant ; il arrive encore qu'ayant pénétré, il
se déplace ensuite à l'intérieur du corps.

La radioscopie pratiquée avec déplacement
de l'ampoule le long du corps du blessé permet d'examiner toute l'étendue de la région
atteinte et des régions voisines. Elle permet
de découvrir tous les corps étrangers qui ont
des dimensions de quelque importance, et d'en
obtenir la localisation précise ; elle détermine
l'étendue des fractures et leur aspect qu'on
peut fixer par des dessins nommés *calques* ;
elle révèle des lésions pulmonaires ou autres.
Souvent, elle suffit pour fournir un premier
renseignement sur l'état du blessé, tout au
moins avant son transport dans l'hôpital où
il devra séjourner jusqu'à sa guérison. Si l'on
juge utile de compléter ce renseignement par
la radiographie, celle-ci pourra être exécutée

en connaissance de cause, sur une région exactement délimitée et avec une plaque de dimensions suffisantes, mais non exagérées.

On pouvait rencontrer, au début de la guerre, des services radiologiques où l'emploi de la radioscopie était inconnu. On y trouvait à profusion des plaques de grandes dimensions, 24×30 et 30×40 centimètres. Un coup d'œil suffisait pour juger de l'utilisation de ces plaques. Parfois, il en avait fallu plusieurs, prises successivement, pour découvrir la lésion cherchée ; d'autres fois, celle-ci occupait un coin ou une extrémité de la plaque. Avec l'extension de la radioscopie, cet abus de plaques a disparu ; le nombre des plaques utilisées par blessé a diminué considérablement, leurs dimensions ont diminué de même ; les plaques 30×40, fort coûteuses et d'un maniement peu commode, sont devenues d'un emploi rare, cédant la place aux formats inférieurs : 20×30, 24×18 et même 13×18 centimètres.

Tous ceux qui ont pratiqué la radiologie de guerre, pourraient citer de nombreux exemples qui prouvent la nécessité de l'examen radioscopique préalable et dont plusieurs ont été signalés dans des publications spéciales. Il m'est arrivé de retrouver sous l'omoplate un éclat d'obus qui avait pénétré par la face externe du bras et qui avait dû ensuite passer par l'aisselle. Une balle qu'on supposait dans le thorax, a été trouvée dans le bassin. Il est clair que dans ces cas, la radiographie aurait pu conduire à un échec, sans le secours de la radioscopie. Il peut en être de même quand le projectile situé dans le thorax, se déplace beaucoup avec la respiration et ne peut être radiographié qu'au moyen d'un instantané exigeant un appareil plus puissant que celui dont on dispose. Enfin, les examens de poumons et les opérations sous le contrôle des rayons, sur lesquels je reviendrai plus loin, utilisent la radioscopie.

Est-ce à dire que la radiographie doive être considérée comme superflue? Ce serait, certes, une grande faute, au contraire, que d'en méconnaître l'importance. La radiographie nous donne des images sur lesquelles les détails peuvent être appréciés avec plus de précision qu'en radioscopie. Ces images peuvent être conservées à titre de documents toujours disponibles en cas de besoin. La radiographie peut, de plus, être pratiquée avec moins de danger pour l'opérateur, en ce qui concerne les radiodermites qui peuvent être provoquées par les rayons. Elle est pratiquée en plein jour avec des plaques enveloppées de papier noir. Enfin, la technique de la radiographie n'exige pas l'intervention constante du médecin spécialiste; celui-ci peut se faire aider par un manipulateur plus facilement qu'en radioscopie où la compétence médicale est presque constamment exigée, sauf dans des cas particulièrement simples.

Ainsi la radioscopie et la radiographie ont chacune leur domaine et leur utilisation ; elles s'entr'aident et se complètent mutuellement, la radioscopie ayant pour mission l'examen préliminaire, la radiographie ayant un rôle de perfectionnement et d'enregistrement des résultats.

QUELQUES DÉTAILS SUR LA RADIOSCOPIE. — Pour être efficace, l'examen radioscopique doit être pratiqué dans de bonnes conditions. L'opérateur doit disposer d'une intensité de rayonnement suffisante ; l'expérience a montré qu'on peut examiner toutes les parties du corps humain au moyen d'une ampoule traversée par un courant d'environ 2 milliampères sous une différence de potentiel d'environ 50.000 volts (10 centimètres environ d'étincelle équivalente au spintermètre à pointes). Mais pour que l'opérateur puisse se servir utilement de cette intensité, il est indispensable que son œil soit adapté à la vision radioscopique par un séjour dans l'obscurité de plusieurs minutes et même d'un quart d'heure, quand la lumière extérieure est très vive. L'impatient qui n'observe pas cette règle ne gagne rien à regarder prématurément ; il n'aperçoit aucun détail et s'expose à douter du réglage de ses appareils, alors qu'au bout de quelques minutes l'image radioscopique s'éclaircit pour lui comme par miracle. Une bonne obscurité est donc de rigueur dans une salle où l'on fait de la radioscopie. Si l'on ne veut ou ne peut faire l'obscurité, l'opérateur peut employer un écran radioscopique à *bonnette*, dispositif qui permet de garantir complètement les yeux de la lumière ambiante, en les appliquant sur les deux ouvertures d'une chambre noire au fond de laquelle se trouve l'écran.

Dans la pratique de l'examen radioscopique, l'emploi du diaphragme est de la plus grande utilité. On constate, en effet, qu'en réduisant le champ de vision autour du rayon normal, on augmente dans une large mesure la netteté de la vision. On pourra, par exemple, distinguer les détails des articulations que l'on ne voit pas aussi bien quand le diaphragme est grand ouvert. On pourra de même découvrir des corps étrangers de petites dimensions dans les régions épaisses du corps où ils passent facilement inaperçus. Le bénéfice de la réduction du champ tient en partie à la suppression des régions éclairées environnantes, en partie à la suppression d'un effet nuisible dû aux rayons dits *secondaires*. Ces rayons prennent naissance dans les parties du corps traversées par les rayons directs issus du foyer de l'ampoule ; ils forment une sorte de rayonnement diffus qui compromet l'apparition des contrastes sur l'image, mais dont l'importance est grandement réduite par le diaphragme quand celui-ci a une faible ouverture.

EXAMEN DES FRACTURES. — On peut dire que les soins nécessités par les fractures d'os ont absorbé la plus grande partie du temps consacré aux blessés dans les hôpitaux. Non seulement ces fractures se sont produites en nombre considérable, mais de plus, elles ont été souvent très longues à atteindre un état de guérison plus ou moins complète et ont occasionné aux blessés des souffrances longues et souvent cruelles. Même quand elles offrent peu de gravité, qu'il n'y a ni esquille ni perte de matière osseuse, ni suppuration, la réparation qui se fait par soudure des fragments grâce à la formation d'os nouveau demande tout au moins plusieurs semaines. Après un repos suffisant, avec maintien de l'os fracturé dans la position dans laquelle il doit se consolider, il se forme un *cal*, région de soudure très parfaite dans les cas les plus favorables. Quand la fracture est grave, quand elle porte sur des os très importants, quand il y a eu broiement ou solution de continuité importante, la guérison est beaucoup plus longue et plus difficile.

Ces terribles fractures dont on a tant vu pendant la guerre, comportent souvent de nombreuses esquilles qui entretiennent une suppuration persistante, et nécessitent des interventions de nettoyage. Les os, très profondément atteints, ne sont pas toujours en état de se reformer ; la science chirurgicale réussit cependant à obtenir dans bien des cas des résultats merveilleux, par l'emploi de « greffes osseuses » qui facilitent la soudure en comblant les vides au moyen de portions d'os sain, et par l'application d'agrafes qui maintiennent en liaison les fragments d'os jusqu'à la réparation. Toutes ces fractures graves nécessitent des précautions spéciales pour que le cal tant souhaité se forme correctement, de manière à conserver aux fragments d'os une bonne position, et à ne point entraîner de déformations exagérées qui occasionnent des infirmités. La chirurgie dispose pour cela d'appareils spéciaux destinés à maintenir en position normale les os fracturés : gouttières, appareils plâtrés, etc. ; elle emploie aussi des méthodes de travail telles que l'extension permanente, fréquemment pratiquée dans les fractures du fémur.

Dans toutes les phases de ces efforts laborieux pour obtenir la guérison dans les meilleures conditions possibles, et pour réparer dans une certaine mesure même ce qui paraît irréparable, le chirurgien a constamment recours aux rayons X, guide et conseil le plus parfait qu'il puisse avoir à sa disposition. Le blessé est généralement apporté sur un brancard dans la salle de radiologie et couché sur la table, au-dessous de laquelle se trouve l'ampoule à rayons X ; l'écran radioscopique est placé sur le corps dans la région de la fracture. Le premier coup d'œil jeté sur la fracture à l'aide de l'écran radioscopique nous apprend sa gravité, son extension, le degré de délabrement, l'importance des esquilles, l'écart des os de la position normale. Cet aspect est généralement aussitôt fixé au moyen d'un dessin fait sur le verre qui recouvre l'écran et reporté ensuite par transparence sur un papier calque.

Pour avoir une opinion juste sur la direction des os, il est utile de faire deux calques dans des plans différents, par exemple une vue de face et une vue de profil, quand le déplacement du blessé est possible. Et même si la souffrance éprouvée par le malade ne permet pas un retournement, on peut encore dans bien des cas, obtenir un calque de profil, en plaçant l'ampoule au niveau du corps, latéralement, de manière à envoyer les rayons dans une direction horizontale, par exemple au travers d'une cuisse ou d'une jambe, de l'autre côté de laquelle l'écran est disposé verticalement. Si l'on a eu soin de bien centrer l'ampoule, pour opérer avec les rayons voisins du rayon normal, on se trouvera dans de bonnes conditions pour obtenir des images nettes et pour tracer des calques corrects.

Les calques obtenus sont conservés comme documents, et il y a lieu d'en prendre de temps en temps de nouveaux, soit pour suivre les progrès de la guérison, soit pour constater les résultats d'une intervention chirurgicale, destinée à nettoyer le foyer de fracture ou à rectifier la position des os. L'ensemble de ces calques reproduit l'histoire de la lésion, histoire parfois douloureuse, mais plus souvent réconfortante, car l'effort persévérant conduit à améliorer dans une large mesure des cas qui paraissent désespérés.

Le travail qui vient d'être décrit peut se faire par la radioscopie seule. Toutefois, la radiographie est d'un grand secours, et il est désirable de la pratiquer quand les conditions le permettent ; elle est même, quelquefois, d'une véritable nécessité. Les plaques peuvent être prises dans les positions les plus favorables, reconnues à l'aide de la radioscopie ; les dimensions des plaques peuvent donc être réduites au strict nécessaire. Le rayon normal passe en général par la région centrale de la plaque. L'image obtenue peut être examinée a loisir ; elle offre des détails plus fins que ceux qu'il

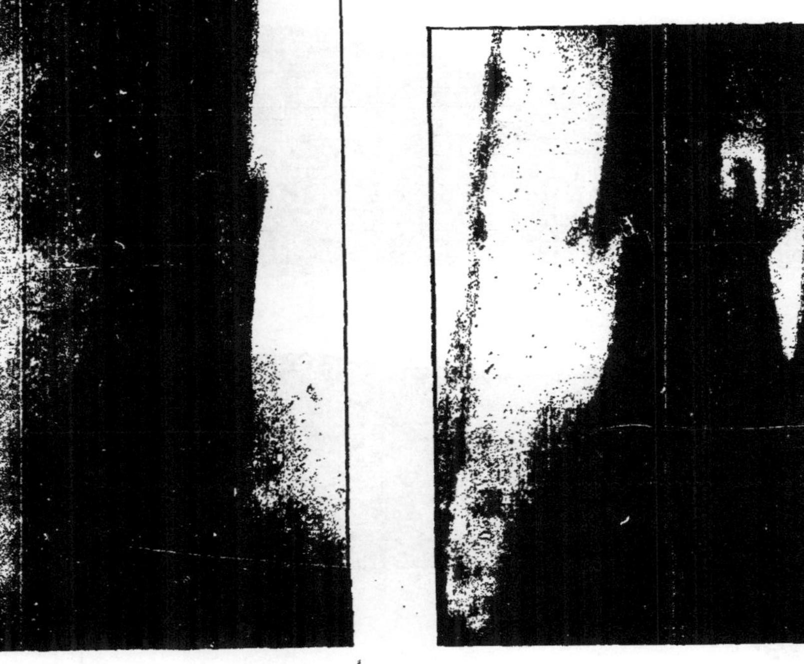

Radiographie d'une jambe dans du plâtre. Fracture des deux os avec déplacement.
A gauche : vue de face.   A droite : vue de profil.

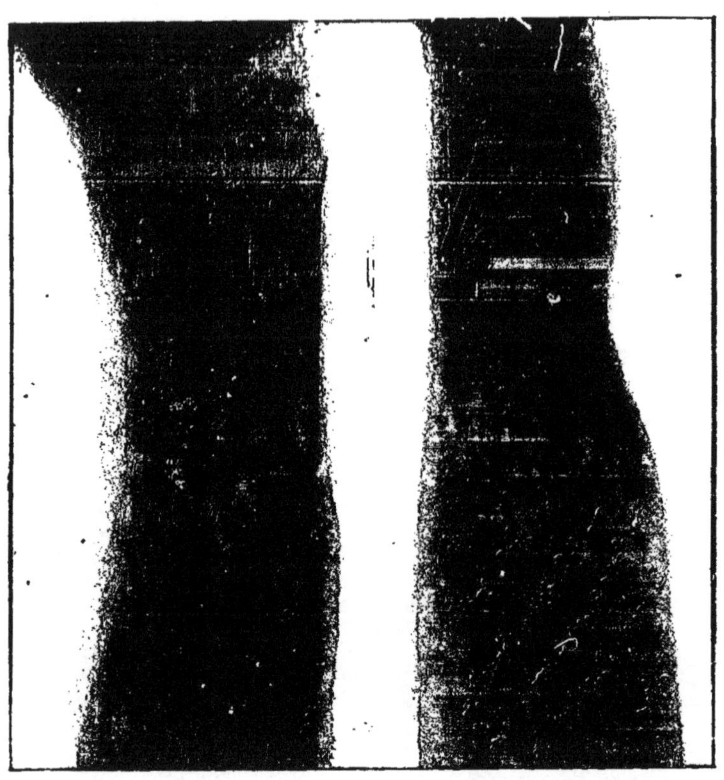

Radiographie d'un avant-bras. Fracture du radius avec perte
de substance.
A gauche : vue de face.   A droite : vue de profil.

est possible de distinguer en radioscopie. Certaines fractures très fines, sans déplacement des fragments d'os, peuvent passer inaperçues pour l'observation radioscopique, mais apparaissent très nettement sur une bonne radiographie [1]. Celle-ci peut donc donner un complément d'information et, de plus, elle fournit, à partir des clichés négatifs, des tirages positifs, très supérieurs en perfection aux calques les mieux dessinés et, de plus, indépendants de l'interprétation du dessinateur.

Les épreuves radiographiques sont obtenues, le plus couramment, en plaçant l'ampoule au-dessus de la table sur laquelle repose le malade ; la plaque est alors introduite entre la table et le corps, enfermée dans un châssis ou enveloppée d'une pochette de papier noir. Mais on peut aussi placer l'ampoule sous la table, comme pour la radioscopie et la plaque sur le corps du malade à la place de l'écran radioscopique. Ce procédé est très avantageux lorsqu'on veut compléter un examen radioscopique par une radiographie, sans perte de temps et sans fatigue supplémentaire pour le blessé, avec la certitude de reproduire sur la plaque la région même que l'on vient d'observer sur l'écran.

Les planches VI et VII reproduisent des

---

1. Tel est le cas de la fracture dite « des chauffeurs » : fracture du poignet par retour de manivelle.

radiographies de fractures suivant des documents originaux. On peut s'y rendre compte de la différence d'aspect d'images obtenues de face et de profil. Les planches VIII et IX représentent des fractures en voie de guérison, avec formation de cal.

La radioscopie offre encore, en ce qui concerne les fractures, une application particulièrement intéressante. On peut s'en servir pour procéder sous le contrôle des rayons, à la remise en position, c'est-à-dire à la « réduction » des os fracturés. Cette réduction faite au jugé, quand on n'opère pas sous ce contrôle, présente quelquefois des difficultés et il y a peu de chance de la réussir du premier coup. On conçoit qu'un meilleur résultat puisse être obtenu quand on est guidé par la vision directe. Il est nécessaire seulement de voir les os sous des aspects différents, de manière à éviter les erreurs résultant du manque de perspective. C'est ce qu'on réalise, en déplaçant l'ampoule sous la table dans une direction perpendiculaire aux os ; si leur position relative reste correcte lors de ce mouvement de va-et-vient, on peut avoir confiance que la réduction a été obtenue d'une manière satisfaisante.

Il m'est arrivé de suivre pendant un temps assez long des fractures graves soignées en vue d'amélioration progressive. Ainsi, plusieurs fractures de fémur, qui comportaient primitive-

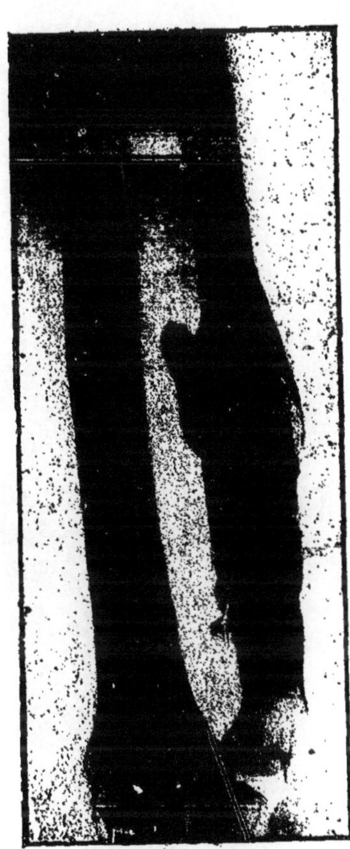

Radiographie d'un avant-bras. Fracture consolidée
par un cal.

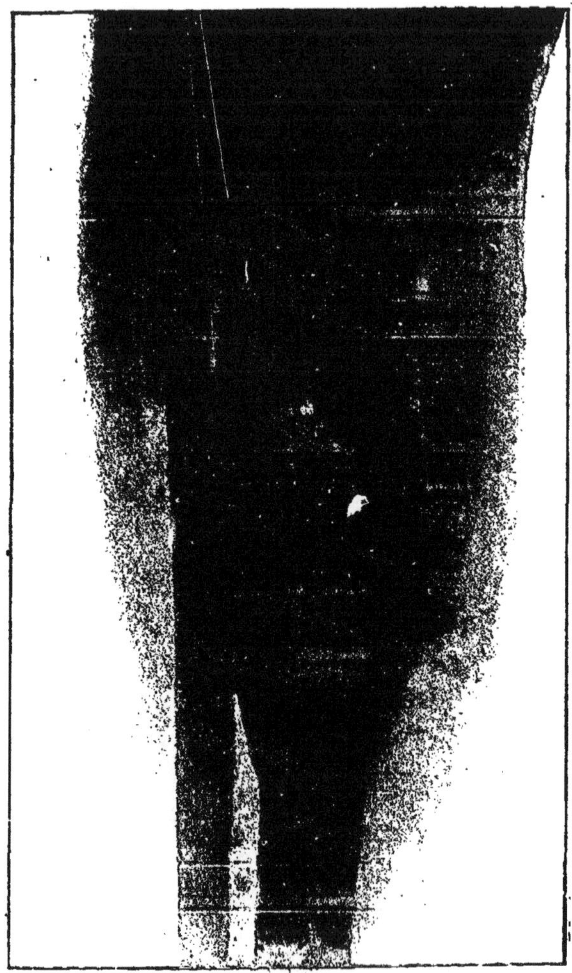

Fracture du tibia. Cal lacunaire. Esquilles osseuses libres.

ment des déplacements et des chevauchements très grands ont cédé à une réduction convenablement exercée et se sont consolidées finalement dans des conditions plus favorables qu'on n'aurait osé l'espérer. Le progrès de ces guérisons a été fréquemment contrôlé par la radiographie, et, grâce à la facilité de transport de l'appareillage, tous les clichés de cette série ont été pris sur les malades couchés dans leurs lits, avec les appareils d'extension.

Les os qui ont souffert d'une fracture gravé, sont sujets à devenir transparents aux rayons X par suite de la perte de chaux résultant de la suppuration. Les os ainsi « décalcifiés » se voient mieux sur un cliché obtenu avec des rayons « mous » qu'en radioscopie, et c'est là une raison sérieuse en faveur de l'emploi de la radiographie. La même observation s'applique à « l'os nouveau » ou cal en voie de formation, qui n'a pas encore accumulé les sels de chaux de la constitution normale ; un cal semblable peut passer inaperçu sur une image radioscopique.

LA LOCALISATION DES PROJECTILES. — Parmi toutes les applications de guerre de la radiologie, c'est la localisation des corps étrangers, balles ou éclats d'obus, qui a excité le plus vivement l'intérêt du public aussi bien que celui des spécialistes chargés des examens

radiologiques. Cet intérêt se comprend facilement, car non seulement il s'agit là d'une opération très utile dont dépend parfois la vie du
blessé, mais, de plus, l'apparition du corps
étranger dans le champ de vision produit un
effet particulièrement saisissant ; la découverte
de ce corps et la détermination de sa position
constituent un problème qui excite à un très
haut point l'ingéniosité de l'opérateur. Aussi,
les méthodes employées se sont-elles multi-
pliées ; leur variété peut paraître quelque peu
déconcertante aux personnes qui connaissent
peu la question. Il est facile cependant de
dégager quelques principes généraux sur lesquels reposent toutes ces méthodes ; c'est à
ces principes qu'il faut accorder une importance prépondérante, plutôt qu'aux dispositifs
spéciaux dont chacun entre les mains d'un
opérateur habile peut rendre de grands services,
sans cependant pouvoir prétendre à repré-
senter la seule méthode efficace, à l'exclusion
de toutes les autres. Je dirai même qu'à mon
avis, l'opérateur doit connaître et pratiquer
plusieurs méthodes, car leurs avantages res-
pectifs sont variables suivant le cas à considérer.

Avant d'aborder l'exposé des principes de
localisation, demandons-nous d'abord s'il y a
une utilité réelle à extraire les corps étrangers.
L'opinion des médecins à ce sujet a subi

quelques fluctuations au cours de la guerre, les uns affirmant qu'un projectile qui ne semble pas occasionner de perturbation doit être laissé en repos, les autres préconisant l'extraction obligatoire.

Il est clair que la question ne peut être discutée utilement sous une forme aussi absolue. En effet, une première restriction est à faire, eu égard aux conditions de l'extraction. Il est préférable de renoncer à une extraction non urgente, plutôt que de la faire dans de mauvaises conditions, avec un matériel ou un personnel insuffisant. Si nous supposons qu'à ce point de vue la sécurité est complète, on pourra affirmer, en se basant sur l'ensemble des opinions les plus autorisées, que, tout au moins, quand la blessure est récente, il y a toujours intérêt à tenter l'extraction.

En effet, les corps étrangers sont, dans l'organisme, une cause fréquente de suppurations, soit parce qu'ils ont entraîné avec eux des germes d'infection, des débris de terre ou de vêtements souillés, soit même seulement parce que par leur contact ils irritent les tissus et en empêchent la guérison. D'autre part, quand la plaie est neuve, le trajet ouvert, l'extraction est souvent très facile ; souvent le chirurgien peut suivre le trajet, sans délabrement supplémentaire, quand il est aidé par l'examen radiologique ; il peut, dans bien des cas, retirer en peu de minutes un ou plusieurs éclats qui se trouvent dans la plaie. Ainsi, toute cause d'infection se trouve supprimée par une opération facile et bénigne, alors qu'ayant abandonné un projectile dans la plaie, on risque la nécessité d'une opération à faire plus tard dans des conditions moins favorables, souvent avec fièvre et suppuration. Ces corps étrangers faciles à atteindre, formaient la grande majorité du nombre total ; l'utilité de leur extraction immédiate a été si bien reconnue par les chirurgiens que, dans les dernières années de la guerre, on les opérait fréquemment quelques heures seulement après la blessure, dans des ambulances toutes proches de la ligne de feu. Les blessés ainsi opérés guérissent très rapidement.

Quand la blessure est grave, et que le corps étranger a pénétré plus profondément, la décision à prendre est moins évidente. Certains blessés ne peuvent, pendant quelque temps, être opérés sans danger, et il peut être plus prudent de s'abstenir de toute intervention. Pourtant, il est rare que l'on ait intérêt à abandonner dans le corps des éclats d'obus ou des balles ; il est, en tout cas, évident qu'il n'aurait pu être question d'y abandonner des fragments de grosses dimensions, fréquemment observés pendant la guerre (voir planche X). J'en ai vu, à plusieurs reprises, qui ne mesuraient pas

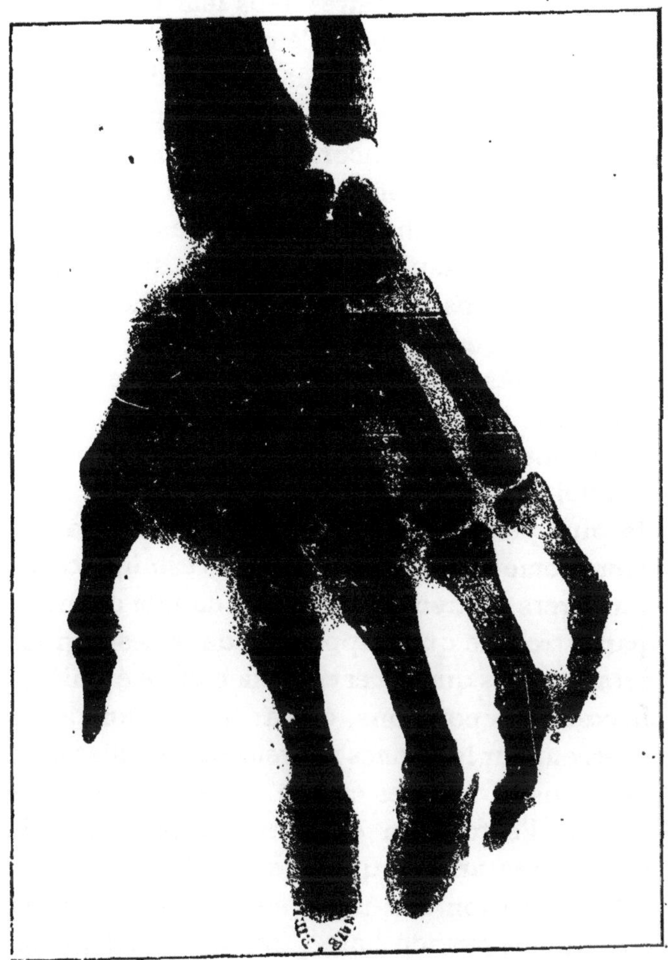

Radiographie d'une main. On voit un gros éclat d'obus dont la présence a été révélée par la radiographie. Fractures de deux os du carpe et du métacarpe.

moins de 10 centimètres dans leur plus grande dimension, et l'on peut s'étonner qu'une masse semblable, pénétrant à la vitesse de quelques centaines de mètres à la seconde, ne produise pas de résultats encore plus meurtriers que ceux que nous avons eu à déplorer.

Les éclats d'obus peuvent occasionner des troubles, non seulement par leurs dimensions, mais aussi par leur forme irrégulière, leur surface rugueuse, leurs arêtes vives, pointes ou crochets ; ils ne sauraient, même quand ils sont petits, être tolérés dans les articulations dont ils empêchent le fonctionnement. On doit de même, si possible, retirer de l'œil le plus petit grain métallique qui risquerait de compromettre la vue. Enfin, certains corps étrangers mettent le blessé en danger de mort, par le trouble qu'ils apportent dans des régions vitales telles que le cerveau, la moelle épinière, le cœur, les poumons, ou par la pression qu'ils exercent sur les troncs nerveux ou les vaisseaux sanguins. Dans des cas de ce genre, non seulement l'extraction doit être tentée, mais il peut même arriver que le salut du blessé par cette opération soit une question d'heures, et que la plus grande hâte s'impose, ainsi que la plus grande perfection de l'intervention. Je puis citer comme exemple le cas d'un blessé dont la fin paraissait proche et qui a, néanmoins, pu être sauvé grâce à un examen radiologique qui a permis l'extraction d'un éclat d'obus situé dans la région postérieure du crâne.

Je crois avoir fait comprendre par ce qui précède l'importance de l'extraction des projectiles pendant la guerre. Je suis disposée à croire que cette importance n'a pu encore qu'être sous-estimée, car les causes de souffrance des blessés ont été multiples et n'ont pu, dans tous les cas, être discernées complètement. J'ai gardé le souvenir d'une séance d'examens radiologiques dans un hôpital où se trouvait, entre autres, un jeune blessé, dépérissant depuis quelques semaines, avec le bassin fracturé. On avait peu d'espoir de le sauver. L'examen radiologique fut très pénible, en raison de la difficulté de placer ce pauvre malade qui souffrait cruellement et ne pouvait être redressé. Ayant pris, tout d'abord, la radiographie du bassin, on procéda à la radioscopie des membres inférieurs. Celle-ci fit apercevoir au-dessus du genou un éclat d'obus de dimensions considérables qui fut repéré et aussitôt extrait d'une poche de pus à grande quantité de liquide. On ne croyait pas sur le moment que cette opération, quoique nécessaire, aurait une grande répercussion sur l'état du blessé qui semblait souffrir surtout de sa fracture du bassin. Pourtant, après quelques semaines, j'appris que, du jour même de l'opération, l'état du blessé s'améliora avec rapidité et devint bientôt tout à fait satisfaisant. Le bloc de fonte contenu dans la cuisse avait évidemment entretenu une grosse suppuration et un empoisonnement régulier de l'organisme ; dès que cette cause d'état morbide eut disparu, le jeune organisme reprit le dessus, et le blessé qu'on avait jugé perdu fut en état de réparer ses graves lésions osseuses.

Ayant ainsi reconnu l'importance de l'extraction des projectiles, nous pouvons aussitôt affirmer que pour leur extraction, l'emploi de la radiologie est indispensable. Cette vérité, peu répandue au début de la guerre, ne serait plus aujourd'hui contestée par personne ; et nul chirurgien n'accepterait plus aujourd'hui d'opérer un projectile sans connaître les renseignements fournis par le radiologiste. Trop souvent, en effet, uniquement guidé par la position de la plaie, le chirurgien a vainement cherché l'éclat d'obus ou la balle dont il n'avait pu apprécier le trajet, parfois considérable ; trop souvent, malgré de multiples entailles et des délabrements de grande étendue, le projectile s'est dérobé à une recherche longue et obstinée. Nul n'accepterait plus de tenter cette aventure décevante de chercher à tâtons et à coups de bistouri le corps étranger souvent englobé dans des tissus qui en interceptent le contact. Et qui donc, en effet, pourrait s'y résoudre, sachant que, grâce aux rayons X, il lui est possible de *voir* de ses propres yeux l'objet caché et d'avoir une indication exacte de la position de celui-ci? Seule, la pénurie de matériel et le manque d'information ont pu, au début de la guerre, permettre les opérations sans examen radiologique préalable, que, plus tard, on eût considérées comme criminelles. Ainsi il m'est arrivé de faire l'examen du crâne d'un soldat qui avait été trépané pour l'extraction d'un éclat d'obus, alors qu'il avait aussi dans la tête une balle de fusil dont on n'avait pas soupçonné l'existence.

Est-ce à dire que, grâce à l'emploi des rayons, on sera toujours assuré du succès ? Assurément non, car la technique n'est pas encore parfaite, et l'on peut manquer même un projectile bien repéré par l'examen radiologique. Mais la proportion des insuccès est changée du tout au tout ; au lieu d'opérer à l'aveuglette, on opère à bon escient. Quand un bon chirurgien est bien renseigné par un radiologiste habile, les insuccès sont une exception et ne se présentent que dans des cas difficiles. J'indiquerai dans la suite quelques-unes des conditions qui peuvent influer sur le résultat.

Passons maintenant à l'examen des méthodes qui permettent de déterminer la position d'un projectile.

Remarquons tout d'abord, que cette position ne saurait être déduite d'une seule image radioscopique ou radiographique, pas plus que l'ombre d'un objet sur un mur ne nous fait connaître la position exacte de cet objet ; celui-ci peut, en effet, se déplacer le long de la ligne qui joint son ombre au foyer lumineux, sans que l'ombre se déplace appréciablement. Pour juger de la position du projectile, il nous faudra en principe, *deux images* radioscopiques ou radiographiques qui constituent deux *vues* suffisamment différentes l'une de l'autre pour être susceptibles d'une interprétation utile.

Au début de la guerre, la connaissance de la radioscopie était très peu répandue ; celle de la radiographie l'était davantage, mais seulement sous forme de notions très sommaires. Certains se contentaient à cette époque de la radiographie simple de la région de la plaie, sans radioscopie préalable. Un cliché ainsi obtenu non seulement ne peut suffire, mais il peut même conduire une personne non avertie à des interprétations erronées, car les rapports du projectile et des os se trouvent déformés par le mode de projection conique.

Les opérateurs qui se rendaient compte de l'insuffisance de la radiographie simple, la complétaient à cette époque par une deuxième radiographie prise dans une position différente ; les deux vues étaient prises, en général, l'une de face, l'autre de profil. Les résultats ainsi obtenus sont très supérieurs à ce que peut donner une radiographie simple. Si, par exemple, un éclat d'obus est contenu dans un genou, les vues prises de face et de profil nous apprendront si l'éclat est situé par rapport aux os dans une position antérieure, postérieure, interne ou externe ou s'il a pénétré à l'intérieur d'un os ou de l'articulation (pl. XI).

Pourtant, malgré ce perfectionnement important, l'interprétation exacte restait encore difficile et incertaine, car chacune des images était déformée par la projection, généralement oblique. De plus, il existe des régions qui, en raison de leur épaisseur, ne se prêtent pas à la radiographie de profil ; c'est ce qui a lieu pour le thorax, le bassin et la région lombaire. On peut dire, au total, que le système de clichés de face et de profil, sans radioscopie préalable, entraîne une consommation de plaques et de temps, tout à fait en disproportion avec la valeur des résultats obtenus. Les chirurgiens à qui l'on donnait ainsi un renseignement incomplet sans qu'ils aient pu, en général, se rendre compte des erreurs d'interprétation possibles, ont été très fréquemment déçus par la vaine recherche de projectiles dont ils croyaient connaître la position par les vues radiographiques ; leur confiance dans la valeur de l'examen radiologique a été diminuée d'autant, et il a été quelquefois difficile de la rétablir à nouveau. « Cette radiographie nous a

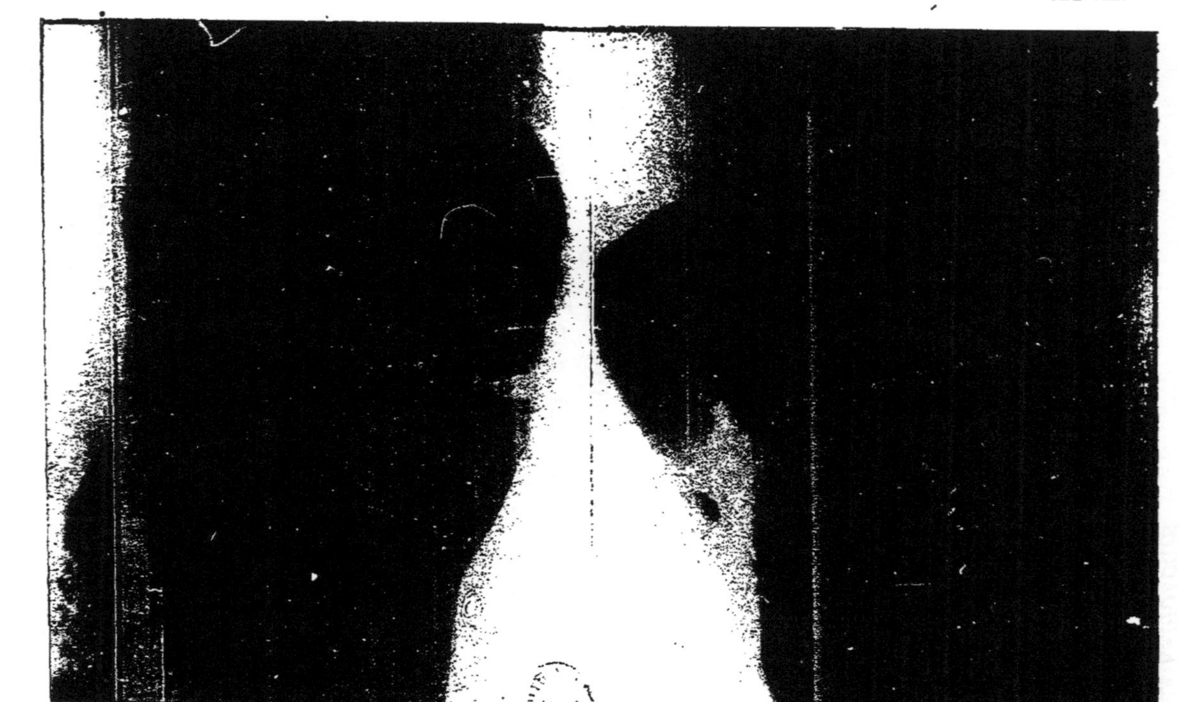

Radiographie d'un genou. Petit éclat d'obus : les deux plaques permettent de se rendre compte de sa position approximative. La radiographie de profil montre que l'éclat est à une très faible profondeur à l'avant du genou, circonstance dont on ne peut se rendre compte sur la radiographie prise de face.

A gauche : vue de face.   A droite : vue de profil.

complètement trompés » disait, je m'en souviens, l'un d'eux avec une conviction profonde, après une opération manquée qui l'avait particulièrement affecté. La radiographie était, il est vrai, innocente, cependant le chirurgien était tout de même fondé de se plaindre.

Tout procédé de localisation précis exige que la position du projectile puisse être indiquée par une figure géométrique simple, ayant, autant que possible, des rapports avec des repères anatomiques liés au corps, tels que les repères osseux. La localisation peut être faite par la radioscopie seule ou par la radioscopie suivie de radiographie. Sauf dans des cas d'impossibilité, la radioscopie doit toujours être faite en premier lieu, parce qu'elle nous renseigne immédiatement sur la position approximative du projectile et parce que, dans bien des cas, elle suffit seule pour obtenir une localisation rapide et précise. Si l'on a ensuite recours à la radiographie pour obtenir des résultats encore plus parfaits, celle-ci se fait dans de bonnes conditions et n'utilise que des plaques de dimensions réduites.

L'observation radioscopique préalable comprend, tout d'abord, la recherche du projectile. Le blessé est le plus souvent couché sur la table au-dessous de laquelle se trouve l'ampoule ; l'écran radioscopique est placé au-dessus du corps du blessé. L'opérateur explore la région dans laquelle on soupçonne la présence du projectile, en amenant l'ampoule au-dessous de cette région et en actionnant le diaphragme, de manière à restreindre le champ de vision autour du rayon normal, pour examiner tel ou tel détail. Le plus souvent, les projectiles s'aperçoivent facilement comme des taches sombres sur le fond éclairé des chairs, mais dans certains cas, la recherche présente quelques difficultés, soit qu'il s'agisse de petits grains, soit que l'ombre du projectile se projette sur celle d'un os, soit encore que la région à examiner soit épaisse et opaque, comme la région lombaire. Plus l'examen paraît difficile, plus il est nécessaire d'obtenir de l'œil sa sensibilité maximum, par un séjour suffisant dans l'obscurité.

Un opérateur exercé peut faire rapidement cette exploration préliminaire ; elle lui apprend s'il y a présence d'un ou plusieurs corps étrangers et elle lui permet de marquer approximativement leur position, afin de procéder à leur localisation précise. Celle-ci est obtenue par des procédés qui utilisent soit le déplacement du blessé, soit le déplacement de l'ampoule, dans le but d'obtenir deux vues du projectile qui permettent d'en rapporter la position à des repères marqués sur la peau. Voici la description de quelques-uns de ces procédés.

Une excellente méthode de localisation radioscopique est la *méthode des axes*. L'opérateur

observe le projectile sur l'écran radioscopique
pour une certaine position du blessé ; il marque
sur la peau le point d'entrée A et le point de sortie A′ du rayon normal qui passe par le projectile P (fig. 7). Il se sert pour cela d'index opaques
dont l'ombre se confond avec celle du projec-

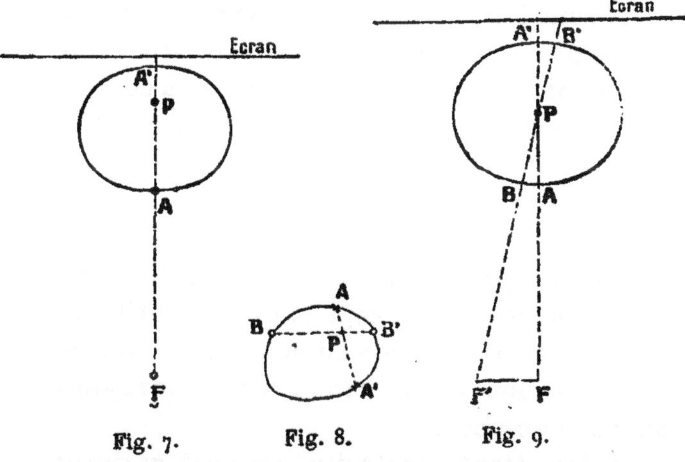

Fig. 7.   Fig. 8.   Fig. 9.

tile. Or obtient ainsi un *axe* AA′ sur lequel se
trouve le projectile, dans une vue prise, par
exemple, de face. S'il est possible de tourner
le blessé, on recommence la même opération
dans une vue de profil et l'on obtient un deuxième
axe BB′ qui coupe le premier au point même
P où se trouve le projectile. Pour mieux inter-
préter le résultat, on reproduit la figure géométrique formée par les extrémités des axes
marqués sur la peau. et l'on tend entre ces
points des fils qui matérialisent les axes (fig. 8).

Quand on ne peut tourner le blessé pour obtenir le deuxième axe, on déplace l'ampoule de manière à faire varier le point d'entrée et le point de sortie du rayon qui passe par le projectile. Sur la figure 9 F et F' sont les deux positions successives du foyer de l'ampoule ; AA' et BB' sont les axes relatifs à ces positions.

La reproduction de la figure AA'BB' se fait facilement, en mesurant sur la peau au compas les distances des points A, A', B, B' et en utilisant ces distances pour la construction du quadrilatère formé par les quatre points.

La méthode des axes peut être pratiquée avec une ampoule dépourvue de diaphragme, dont la présence est cependant très utile au point de vue de la précision des résultats et de la protection de l'opérateur contre les rayons émis par l'ampoule.

La figure étant construite, on peut mesurer la distance du projectile P à l'un quelconque des 4 repères, et l'on sait ainsi que l'on trouvera le projectile, en pénétrant par exemple, à partir du point A dans la direction AA, sur une profondeur égale à AP. Le point d'accès choisi est celui qui est le plus rapproché du projectile quand les conditions anatomiques le permettent ; sinon, c'est celui qui offre, au point de vue chirurgical, l'accès le plus facile.

La méthode des axes peut s'appliquer à tout le corps, mais elle est particulièrement indi-

quée pour l'examen des membres. Quand il
s'agit de projectiles assez superficiels, dont la
profondeur de pénétration dans les membres
ne dépasse guère 2 centimètres, cette méthode permet une extraction très rapide et très
facile, sans qu'il soit même nécessaire de construire le graphique. Et comme les projectiles
peu profonds ont été très nombreux pendant la
guerre, la méthode des axes a trouvé une application très étendue. Cette méthode a, d'ailleurs,
 servi aussi pour la localisation de projectiles
plus profonds, et en ce cas, son emploi a été
associé avantageusement avec celui d'un compas spécial, dont je dirai quelques mots plus
loin.

Méthode de la double image. — Cette
méthode consiste à obtenir pour le projectile
deux images qui correspondent à deux positions différentes de l'ampoule, et à en déduire
la position réelle du projectile. Voici comment
on peut opérer par la radioscopie seule.

L'ampoule étant placée sous la table que traversent les rayons, dirigés de bas vers le haut,
on amène l'ampoule dans une position telle
que le rayon normal passe par le projectile ;
c'est ce qui arrive quand l'ombre de celui-ci se
voit au centre de l'ouverture du diaphragme.
On marque alors sur la peau le point de sortie
du rayon normal et on donne à l'ampoule un
déplacement connu (10 centimètres par exem-

ple), parallèlement à l'un des bords de la table. L'image du projectile se déplace sur l'écran, et ce déplacement peut être mesuré. La profondeur du projectile au-dessous de l'écran se

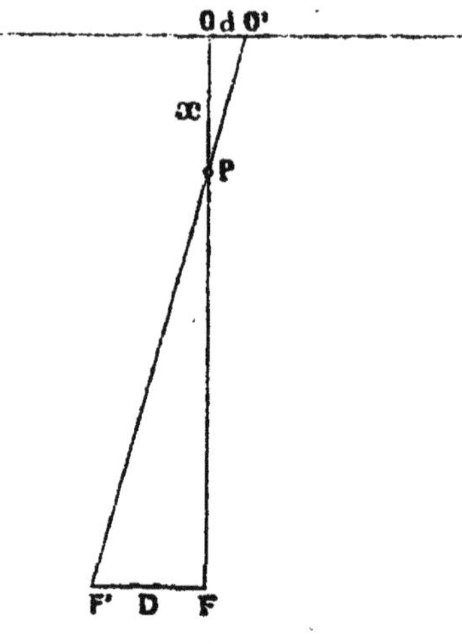

Fig. 10.

déduit alors d'une construction géométrique simple (fig. 10).

Soit x cette profondeur ;

δ la distance du foyer F de l'ampoule à l'écran ;

D le déplacement FF' du foyer de l'ampoule ;

d le déplacement OO' de l'image sur l'écran.

On a $x = \delta \dfrac{d}{d + \mathrm{D}}$.

En retranchant de la profondeur ainsi calculée x, la distance de l'écran à la peau (généralement très petite), on trouve la profondeur du projectile au-dessous de la marque tracée sur la peau. Ce résultat n'est valable, bien entendu, que pour la position actuelle du blessé. Cette position aura donc été choisie bien régulière, de manière à être facilement retrouvée.

La méthode convient parfaitement pour la localisation de projectiles situés dans le thorax, la région lombaire ou le bassin. On évaluera la profondeur à partir de la face antérieure ou postérieure du corps, suivant que le projectile est plus rapproché de la première ou de la seconde.

Si à partir des extrémités d'une règle divisée de longueur δ on porte, de part et d'autre, le déplacement de l'ampoule D et celui d du projectile et qu'on joigne les points ainsi obtenus F' et O' par une ligne droite ou un fil tendu, on lit sans calcul la profondeur du projectile indiquée par le fil sur la règle.

La double image est d'une excellente utilisation en radiographie. On prend sur une même plaque deux épreuves qui correspondent aux deux positions de l'ampoule. Pour cela, il convient d'abord d'exécuter la radioscopie pour amener le rayon normal à passer par le projectile ; la première épreuve est prise dans cette position. Ensuite, on effectue le déplacement de l'ampoule et on prend sur la même plaque une deuxième épreuve, sans que la plaque ait été déplacée. Dans certains cas, on préfère prendre les deux épreuves pour deux positions de l'ampoule, symétriques par rapport à la verticale qui passe par le projectile (fig. 11). L'écart des deux images peut se mesurer avec une grande précision sur la plaque (pl. XII).

Contrairement à ce que l'on aurait pu crain-

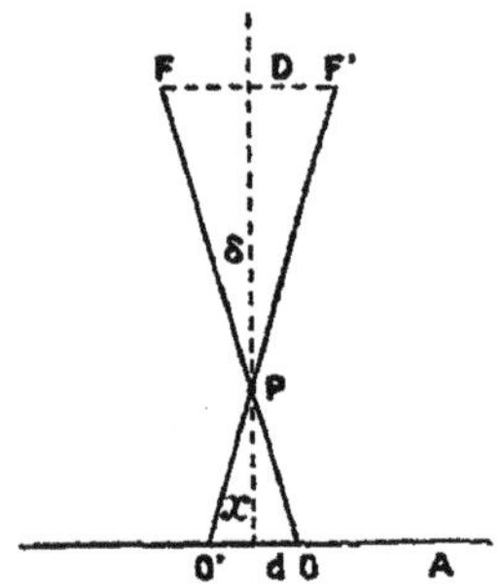

Fig. 11.

dre, la prise de deux radiographies sur une même plaque ne donne point lieu à une confusion exagérée, et l'on distingue très bien les détails relatifs à chacune des images.

La méthode de la double image permet de situer le projectile par rapport à des repères anatomiques. Les os, comme le projectile, donnent deux images dont l'écart permet de juger de la profondeur. Ainsi l'on peut se rendre compte si un projectile est placé au-dessus ou au-dessous d'un os voisin, indication particu-

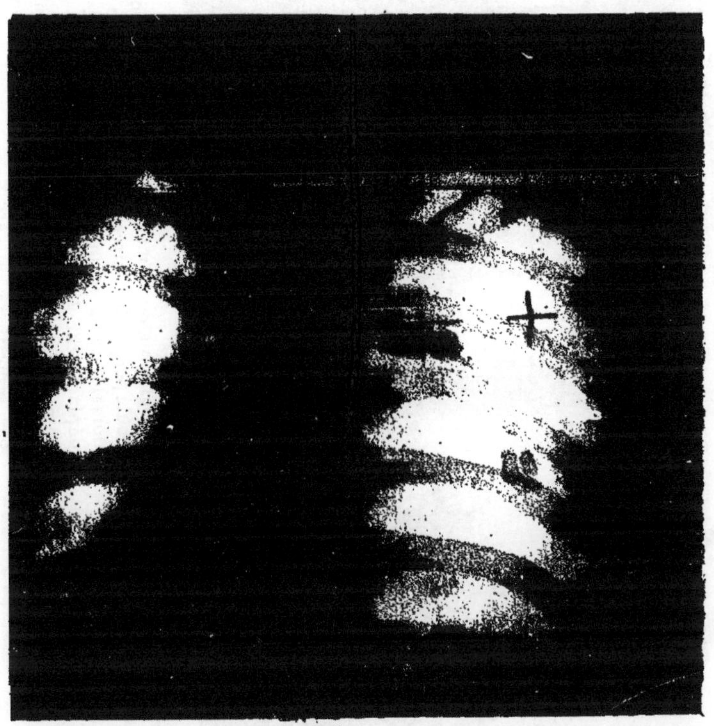

Radiographie d'un thorax. Deux poses sur la même plaque avec déplacement latéral de l'ampoule après la première pose. On voit la
double image de deux éclats d'obus et d'une croix de plomb servant
de repère. On peut mesurer avec précision le déplacement de
chaque image.

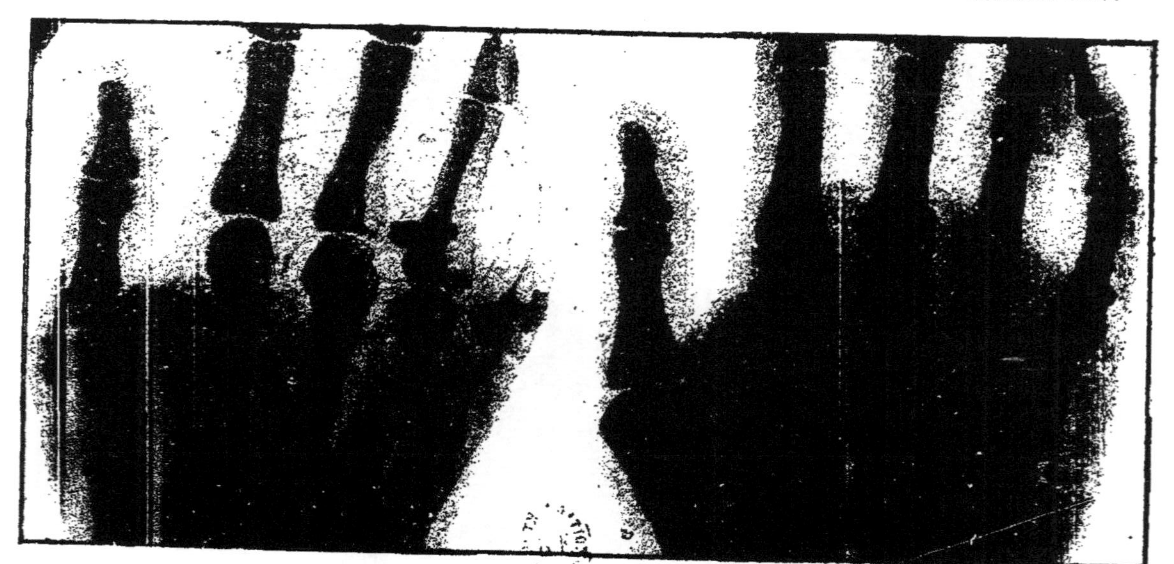

Radiographie d'une main contenant 4 éclats d'obus.
Fracture d'un métacarpien.

Radiographie de la même main avec déplacement d'ampoule perpendiculairement à la direction des os. La face dorsale de la main repose sur la plaque. D'après le déplacement de l'image des os et de celle des éclats, on peut juger que l'éclat qui se projette entre le 4e et 5e métacarpien est palmaire : les autres sont dorsaux. Ces indications ont suffi pour leur extraction.

lièrement précieuse dans bien des cas. On en
voit l'exemple dans la radiographie d'une main
(planche XIII) contenant plusieurs éclats
d'obus; le cliché double obtenu permet de
reconnaître les éclats situés sur la face palmaire
et ceux situés sur la face dorsale car, pour les
premiers, le déplacement de l'image est plus
petit que pour l'os voisin, tandis que pour les
derniers il est, au contraire, plus grand. Aucune
autre méthode n'aurait pu fournir ce renseignement important d'une manière aussi simple
et aussi rapide.

La méthode du déplacement de l'image a
reçu de nombreux perfectionnements destinés
à en rendre l'application plus facile, à éviter
tout calcul et à réduire au minimum les mesures indispensables. Certains dispositifs ont
été particulièrement en faveur dans les formations sanitaires (dispositifs de l'écran percé,
du diaphragme à deux fils, etc.) Cette méthode
est aussi pratiquée en combinant un déplacement de l'ampoule avec une rotation de celle-
ci autour de son axe.

LOCALISATION ANATOMIQUE. — Quel que
soit le procédé de localisation employé, il risque
d'être insuffisant, s'il n'est pas accompagné de
renseignements d'ordre anatomique. Le chirurgien n'a pas uniquement besoin de connaître
la position géométrique du projectile; il lui

faut savoir comment celui-ci est placé par rapport aux os et aux muscles de la région. L'opérateur doit donc s'appliquer à le documenter aussi complètement que possible.

L'examen radioscopique accompagné de déplacements de l'ampoule ou du malade, permet à un radiologiste expérimenté de recueillir de nombreux renseignements sur la situation du projectile. Par exemple, en examinant le mouvement respiratoire des côtes, on se rend compte si un projectile situé dans leur région se trouve en dehors ou en dedans du thorax. De même, en essayant de mobiliser le projectile, on arrive quelquefois à savoir qu'il se trouve dans tel muscle. Une connaissance sérieuse de l'anatomie est une condition importante de bon rendement pour le travail du radiologiste. Dans les services radiologiques de guerre l'on manquait souvent de médecins radiologistes et le service était alors assuré par un manipulateur; ceux d'entre eux qui avaient fait des études de sciences naturelles ont été tout particulièrement appréciés par les chirurgiens, à qui ils pouvaient donner des indications efficaces.

Observation stéréoscopique. — Si le radiologiste est obligé d'avoir recours à des procédés variés pour connaître la position d'un projectile, c'est que la simple vision de l'image radioscopique ou radiographique ne peut le renseigner aussi complètement que le pourrait la vision directe ; l'avantage de cette dernière est d'utiliser simultanément les deux yeux pour obtenir l'effet du relief. Un effort très ingénieux a été fait pour procurer le même avantage au radiologiste.

Pour cela, on prend deux épreuves de la région à radiographier, sur deux plaques différentes, et avec deux positions différentes de l'ampoule distantes de quelques centimètres. Ces clichés sont ensuite observés dans un appareil spécial, nommé stéréoscope, qui fait voir l'un des clichés directement, tandis que l'autre est vu par réflexion dans un miroir ; les deux images se superposent et donnent une impression de relief tout à fait saisissante. On voit immédiatement quel parti on peut tirer de ce mode d'observation qui est d'un grand secours pour l'interprétation anatomique de l'examen radiologique. On peut, par ce moyen, apprécier la position des projectiles par rapport aux os et reconnaître les aspects compliqués de certaines fractures.

La radiographie stéréoscopique a été appliquée à quelques dispositifs de localisation. On a aussi essayé d'obtenir directement la vision radioscopique en relief, par l'emploi de *deux ampoules* comme sources de rayons simultanées. On obtient ainsi des résultats très intéressants, mais l'appareillage, nécessairement plus compliqué, n'a pu encore être généralisé.

COMPAS ET APPAREILS INDICATEURS. — Quand une localisation a été faite par un bon spécialiste et que les renseignements anatomiques ont été soigneusement consignés, l'extraction du projectile est, le plus souvent, facile. Mais il subsiste toujours des cas, où le projectile ne peut être trouvé facilement. Il en est ainsi quand le projectile est très petit ou quand il est englobé dans des tissus au point d'échapper au contact de la pince. Il en est encore ainsi quand il est profondément enfoncé dans les chairs et que, pendant l'opération, celles-ci se déforment. Enfin, il en est toujours ainsi quand l'opération est dangereuse et qu'elle risque de léser des éléments vitaux. Aussi, bien des chirurgiens sont heureux de pouvoir bénéficier du secours d'un appareil indicateur qui les guide pendant l'opération.

Parmi ces appareils, il faut signaler en premier lieu, les divers *compas radiologiques* munis d'une aiguille indicatrice. Quand l'appareil a été réglé et appliqué sur le corps du blessé, l'aiguille se dirige vers le projectile qu'elle doit atteindre quand elle est enfoncée dans la plaie d'une quantité connue.

Avant la guerre, on connaissait déjà le com-

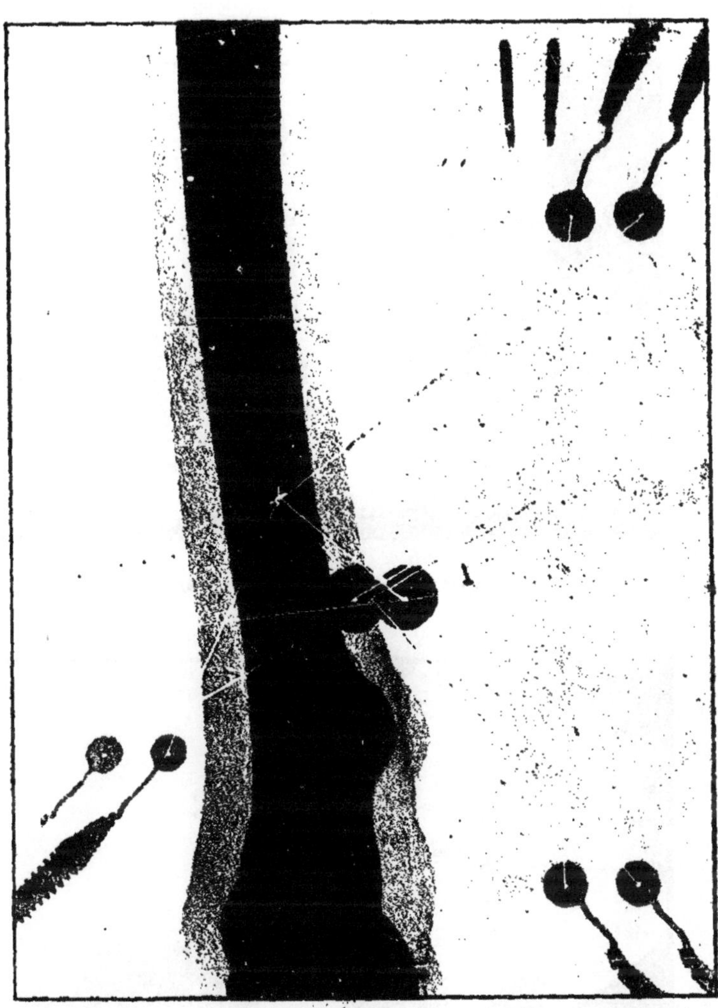

Plaque modèle pour une extraction de projectile au moyen du compas de Hirtz. On voit la double image du projectile et de chacun des trois repères. On a effectué sur la figure la construction qui détermine les positions du projectile et des repères en projection horizontale.

(Cette plaque a été obligeamment prêtée par M. le docteur Hirtz.)

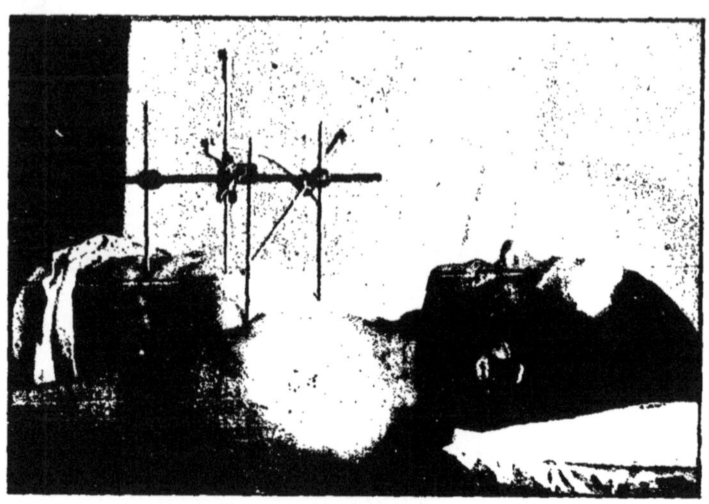

Compas de Hirtz en position opératoire.

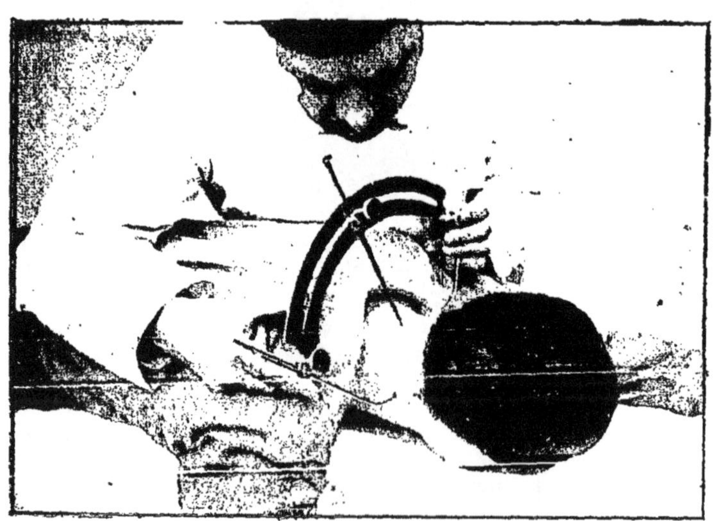

Compas de Debierne en position opératoire

pas très précis du Dr Hirtz utilisant une méthode radiographique d'image double[1].

De nombreux compas ont été inventés et construits pendant la guerre[2]. Je ne pourrais songer à les décrire tous. Ils ont tous pu rendre service dans la main d'opérateurs habiles. J'ai eu à constater une illusion fréquente relative à l'amélioration des services de radiologie ; elle consistait à demander instamment tel compas, avec la conviction que, dès le jour où le service en posséderait un, les localisations deviendraient parfaites. Certains semblaient croire à la vertu des compas souhaités comme si ces appareils avaient pu effectuer la

1. Sur la même plaque, on obtenait deux épreuves pour deux positions de l'ampoule au-dessus de la table d'opération. Les pieds des verticales abaissées sur la plaque de chacune des deux positions du foyer de l'ampoule, étaient marqués par des repères reproduits dans la radiographie. De plus, on avait soin de radiographier sur la même plaque trois repères placés en des points marqués sur la peau, choisis de préférence sur des saillies osseuses. La plaque développée offre deux images du projectile et deux images de chacun des trois repères. Par une construction géométrique simple, on détermine sur la plaque la projection horizontale du projectile et de chaque repère. On calcule ensuite par le déplacement de chaque image, la hauteur du projectile et de chaque repère au-dessus de la plaque. On peut alors régler le compas de manière que ses trois pointes reposent sur les trois repères et qu'une aiguille indicatrice se dirige vers le projectile. La planche XIV représente un cliché Hirtz avec la construction géométrique. L'image du compas est vue dans la planche XV.

2. Au-dessous du compas de Kirtz on voit dans la planche XV l'image d'un compas très simple destiné à opérer par la radioscopie et plus spécialement par la méthode des axes. Il est construit et réglé de telle manière que quand deux pointes A et B reposent sur les extrémités d'un des axes, l'aiguille se dirige vers le projectile (compas Debierne).

localisation par leurs propres moyens. Il était difficile quelquefois de faire comprendre aux intéressés qu'il fallait avant tout améliorer les connaissances de l'opérateur en matière de radiologie.

En dehors des compas radiologiques, d'autres appareils indicateurs eurent des succès plus ou moins prononcés. On utilisa des sondes faisant partie d'un circuit téléphonique dans lequel un son se produisait quand la sonde venait à toucher le projectile. On utilisa aussi des appareils avertisseurs munis d'un téléphone actionné par une bobine dans laquelle un courant d'induction se produisait à l'approche du projectile. Enfin, on se servit beaucoup d'un appareil dû à M. le Dr Bergonié, appareil qui reçut le nom d'*électro-vibreur*, en raison de la curieuse vibration excitée dans un éclat d'obus de fer, par l'approche d'une bobine à noyau de fer parcourue par un courant alternatif. Cette vibration permet au chirurgien de reconnaître au travers d'une certaine épaisseur de chair la présence du projectile. On se servit aussi de l'électro-aimant, pour extraire de petits grains de fer situés dans des organes délicats tels que les yeux.

Opération sous le controle des rayons. — La multiplicité même des appareils précédemment cités prouve que l'on cherchait constamment à augmenter la sécurité des extractions de projectiles, et à s'affranchir des difficultés qui se rencontraient de temps en temps. C'est à ce désir qu'on doit attribuer l'extension progressive des méthodes d'opération sous le contrôle des rayons dites, plus brièvement, « opérations sous le contrôle ».

Une opération sous le contrôle peut être faite de deux manières. Le chirurgien peut opérer au grand jour, étant constamment guidé par un radiologiste qui observe au moyen d'une bonnette (voir p. 56) ; ou bien, au contraire, l'opération est faite à une faible lumière rouge ou violette que l'on supprime de temps en temps pour permettre au chirurgien, assisté du radiologiste, d'examiner lui-même sur l'écran la région qu'il opère. Dans les deux cas, le contrôle doit être *intermittent*, c'est-à-dire que les rayons ne doivent être donnés que pendant de courts intervalles de temps, entre lesquels peut se poursuivre le travail chirurgical à l'aide des renseignements obtenus ; on évite ainsi la détérioration de l'ampoule, et le danger des rayons pour l'opérateur se trouve atténué.

La méthode d'opération sous le contrôle est applicable, comme nous l'avons déjà vu plus haut, à la réduction des fractures ; mais elle a été principalement employée pour l'extraction des projectiles. Elle a trouvé, à ce point de vue, des adhérents enthousiastes et a, d'ailleurs, rendu des services incontestables.

Examinons, toutefois, les conditions d'application de cette méthode, ses avantages et ses inconvénients.

L'opération sous contrôle consiste à observer sur l'écran un projectile dont la position est connue par une localisation préalable. En même temps on fait pénétrer dans la plaie une pince coudée destinée à saisir le projectile. Quand l'ombre de l'extrémité de cette pince s'aperçoit sur l'écran au contact du projectile, cette extrémité peut cependant être plus haut ou plus bas que celui-ci, ce dont on s'assure en déplaçant l'ampoule ; les deux ombres se séparent si le contact n'existe pas effectivement, elles restent superposées, si la pince est au but. De plus, d'après le déplacement relatif des deux ombres, on peut juger si la pince doit être remontée ou descendue. Ainsi guidé, le chirurgien arrive rapidement à amener la pince sur le projectile et il ne reste plus qu'à extraire celui-ci de la plaie. Si l'opération est conduite correctement, le délabrement est réduit au minimum et le travail peut être fait dans un champ de vision restreint, limité par l'ouverture du diaphragme, de sorte que le chirurgien et le radiologiste ne sont exposés aux rayons que dans une faible mesure, surtout s'ils ont soin de couper les rayons pendant chaque instant de travail où la vision n'est pas indispensable (contrôle intermittent).

Remarquons cependant que malgré l'observation la plus stricte des conditions indiquées et malgré l'emploi de moyens de protection dont je parlerai plus loin, le danger de l'absorption de rayons par les opérateurs ne se trouve pas supprin , mais seulement atténué. Quand on fait un grand nombre d'opérations par jour et que l'on n'observe pas les précautions avec assez de soin, ce danger devient très sérieux. De plus, l'emploi d'opérations sous le contrôle comporte encore un autre inconvénient : la présence dans la salle d'opération de l'appareillage radiologique qui ne se prête pas à la stérilisation complète demandée par la technique opératoire moderne. Enfin, dans le cas où le chirurgien tient à observer lui-même, l'opération chirurgicale est faite à l'aide d'un éclairage très précaire, rouge ou bleu, alors que, cependant, on peut affirmer, en général, qu'une salle d'opération n'est jamais trop bien éclairée.

Eu égard à ces inconvénients, il y a lieu de se demander dans quelle mesure la grande vogue des opérations sous le contrôle est justifiée par l'utilité de la méthode.

On peut remarquer, tout d'abord, que, dans bien des cas, les chirurgiens ont été poussés vers les opérations sous le contrôle par les déboires qu'ils avaient eu dans la recherche de projectiles et par la défiance qu'ils ont conçue à l'égard des méthodes de localisation, pratiquées dans leur service. Les conversations que l'on pouvait avoir à ce sujet avec des chirurgiens, prouvaient, dans bien des cas, qu'ayant été fréquemment mal renseignés, ils ne croyaient guère à la valeur des renseignements qu'on leur offrait. Si alors, pour la première fois, ils se trouvaient en relation avec quelque personne capable de localiser exactement un projectile et de leur en expliquer la position, les premiers succès obtenus leur paraissaient tenir du miracle, et le scepticisme cédait à la confiance la plus complète. Mais si cet événement tardait à se produire, plus d'un chirurgien se disait, qu'après tout, s'il pouvait *voir* le projectile, il saurait bien le prendre avec sa pince. Ainsi ont débuté de nombreux essais d'opérations sous le contrôle, mais le raisonnement qui y a conduit, quoique plausible en apparence, était insuffisant pour assurer une bonne exécution.

Il n'était pas rare, en effet, de voir des opérations sous le contrôle faites sans localisation sérieuse préalable, sans l'emploi du déplacement d'ampoule et à diaphragme grand ouvert, sans autre guide que l'ombre du projectile et de la pince sur l'écran radiocospique. Dans ces conditions, on trouve le projectile,

parfois même très vite, si celui-ci est situé
à une faible profondeur, si on peut le mobiliser
avec les doigts ou s'il est facilement atteint
par la voie du trajet. Mais si les conditions
sont plus difficiles, la recherche devient une
question de chance, elle est quelquefois d'autant plus décevante que le but reste constamment visible ; et pendant que la recherche
se prolonge, les rayons inondent les mains et
la figure de l'opérateur, ainsi que le corps du
malade. On pourrait citer de fréquents exemples de ces opérations mal conduites ; entre
autres, le cas d'un blessé ayant une plaie à
l'épaule, à qui l'on fit une entaille considérable
sur la face antérieure ; ne trouvant pas le projectile, on le chercha du côté de la face postérieure avec non moins de délabrement et tout
aussi peu de succès, après quoi la recherche
dût être abandonnée ; le projectile se trouvait
dans la tête de l'humérus, résultat que l'on
aurait pu prévoir à l'aide d'une localisation
préalable faite avec quelque soin.

On peut donc dire qu'il y a un danger réel
à pratiquer l'opération sous le contrôle sans les
garanties qu'elle exige.

Quand toutes ces garanties sont acquises et
que l'opération est conduite d'une manière irré-
prochable, l'avantage de la méthode n'est
pas encore nécessairement évident. Il est vrai
que la plupart des projectiles peuvent être

extraits très rapidement sous le contrôle avec un délabrement minime ; mais ce résultat est tout aussi bien obtenu dans des opérations ordinaires faites d'après de bonnes localisations. Y a-t-il donc des cas où l'opération sous le contrôle bénéficie d'une supériorité réelle ?

Il ne paraît pas douteux que de tels cas existent effectivement, et l'on peut citer en premier lieu les opérations faites en très grand nombre dans les hôpitaux du front pendant les jours de batailles, où il importe de ne point perdre une minute. La radioscopie peut alors être immédiatement suivie de l'extraction sous le contrôle, et les blessures étant très récentes, une localisation très sommaire est généralement suffisante pour que la pince aille cueillir le projectile, quelquefois en moins d'une minute. Mais même en dehors de ces terribles journées d'hécatombes, l'opération sous le contrôle doit être considérée comme une méthode de secours, applicable à tous les cas où un insuccès est à craindre, et, de plus, particulièrement désignée dans certaines circonstances. Elle seule permet de mener à bien l'extraction de nombreux éclats qui se trouvent parfois dans la même plaie et qu'il est presque impossible de localiser et de marquer individuellement. Elle est aussi très indiquée pour la recherche de projectiles susceptibles de se déplacer dans les tissus ; elle a été appliquée avec succès à l'extraction de ceux situés dans les poumons. Il est utile aussi d'avoir recours à cette méthode quand le projectile situé dans une région étendue de chairs, par exemple, dans les muscles du haut de la cuisse, ne peut être localisé avec une grande précision, eu égard à la déformation des chairs, et se trouve cependant à une assez grande profondeur, de sorte que sa recherche présente des difficultés.

Au total, la méthode d'opération sous le contrôle est très précieuse dans bien des cas, sans qu'il paraisse nécessaire d'en préconiser l'emploi exclusif.

DANGER DES RAYONS X ET DISPOSITIFS DE PROTECTION. — Les rayons X qui nous rendent des services si précieux sont loin d'être inoffensifs, et c'est à leurs dépens que ceux qui les ont maniés en premier lieu ont expérimenté leurs effets physiologiques. Ces rayons agissent sur les tissus du corps humain, plus particulièrement sur la peau. Absorbés à forte dose ils provoquent des affections dites « radiodermites » qui se manifestent à la manière de brûlures. Cependant, la personne qui reçoit les rayons ne ressent aucune douleur qui puisse l'avertir qu'elle est exposée à un effet nocif. De plus, la radiodermite n'apparaît pas aussitôt que cet effet a été produit, mais seulement quelque temps après, subissant en quelque sorte une période d'incubation d'autant plus courte que l'effet a été plus profond. Les radiodermites guérissent d'autant plus difficilement que l'action des rayons a été plus intense et plus prolongée ; elles peuvent être incurables et ont, dans un certain nombre de cas, provoqué la gangrène et la mort.

Il est donc très important de connaître exactement le danger, afin d'en préserver les opérateurs et les malades, sans renoncer aux bienfaits de la radiologie. La sécurité est obtenue, d'une part, grâce à l'emploi d'appareils de protection, d'autre part, grâce à une série de règles que l'on doit s'imposer quand on manipule les rayons.

Toute matière à fort poids atomique est opaque aux rayons X et peut protéger contre ces rayons ; le plomb est particulièrement utilisé à ce point de vue ; à l'aide de feuilles de plomb et de sels de plomb on prépare des écrans protecteurs et des tissus opaques. L'ampoule est placée dans une cupule opaque, munie d'un diaphragme également opaque, de sorte que les rayons ne s'échappent guère que par l'ouverture du diaphragme. L'opérateur dispose d'un tablier opaque pour la protection de son corps, de lunettes opaques aux rayons (mais transparentes à la lumière) et de gants opaques pour la protection des yeux et des mains. Enfin l'écran radioscopique est recouvert d'une glace épaisse en cristal, opaque aux rayons X parce que contenant des sels de plomb[1].

En ce qui concerne la salle de radiologie, il y a lieu de remarquer que les dimensions de celle-ci ont une importance très réelle. Les parois de la salle qui reçoivent les rayons X diffusent ceux-ci et les renvoient à l'état de *rayons secondaires*. Ces rayons sont d'autant plus nuisibles que les parois sont plus rapprochées ; de sorte que dans une petite pièce, l'opérateur est plongé dans un bain de rayons de faible intensité dont l'effet prolongé peut cependant devenir nuisible. L'opacité de la cupule et du diaphragme est, en effet, relative ; une faible fraction du rayonnement traverse ces appareils auxquels on ne peut donner un poids trop considérable ; l'effet des rayons qui les traversent est accru par la diffusion sur les parois de la pièce, à moins que celle-ci n'ait des dimensions assez vastes.

Examinons maintenant quelles sont les conditions de travail qui offrent le moins de danger. On peut dire, que, sauf exceptions, la radiographie n'est à craindre ni pour le malade ni pour l'opérateur. A condition de réussir les épreuves et de ne point s'obstiner à recom-

1. La protection peut être rendue encore plus efficace, dans certains cas, grâce à des dispositifs spéciaux. Ainsi, en vue d'opérati us sous le contrôle, l'ampoule est parfois placée dans une boîte à paroi de plomb, munie d'un orifice pour la sortie des rayons.

mencer plusieurs fois de suite un cliché manqué, on ne risque point de donner pour la radiographie une dose de rayons exagérée. D'autre part, l'opérateur qui a réglé les appareils pour l'obtention du cliché, peut se tenir à distance de l'ampoule quand celle-ci est en fonctionnement ; il ne reçoit presque pas de rayons directs et si la pièce est assez grande, il n'a pas à craindre les rayons diffusés.

Le cas de la radioscopie est tout à fait différent, et c'est elle qui a occasionné jusqu'ici presque toutes les radiodermites. L'opérateur, penché sur l'écran, cherche à distinguer les détails qui l'intéressent; il oublie facilement le temps et prolonge l'observation ; il oublie aussi les précautions nécessaires, rejette le gant de protection rigide, manipule les accessoires avec la main nue, se sert de ses doigts pour indiquer à quelque autre personne les détails du champ de vision. Comme résultat, le malade est exposé au danger, et l'observateur l'est encore bien davantage s'il lui arrive de faire de nombreux examens radioscopiques pendant quelque temps. C'est donc seulement en s'obligeant à observer des règles très strictes que l'opérateur peut échapper aux dangers de la radioscopie.

Ces règles sont très simples, d'ailleurs. Elles consistent à ne jamais donner les rayons un instant de plus qu'il n'est indispensable et à ne jamais s'exposer aux rayons directs. L'opérateur doit donc s'adapter à la vision radioscopique par un séjour dans l'obscurité, ensuite donner les rayons par intermittence, les coupant pendant chaque manœuvre pour laquelle ils ne sont pas nécessaires. Il doit trouver rapidement à diaphragme ouvert la région à examiner, et réduire aussitôt le champ de vision autant qu'il est possible. Pour examiner, il peut éviter de recevoir les rayons dans les yeux et placer ceux-ci un peu en dehors du faisceau. Toute manipulation doit être faite à l'aide d'outils convenables, sans que les mains pénètrent dans le champ des rayons, à moins d'être suffisamment protégées ; *l'opérateur ne doit jamais apercevoir l'ombre de ses mains nues sur l'écran.*

De cette manière, on peut réduire considérablement le danger de radiodermite, qui pendant la guerre a été une menace sérieuse aussi bien pour les radiologistes que pour les chirurgiens opérant sous le contrôle. Cependant ce danger subsiste dans une certaine mesure pour tous ceux qui pratiquent la radioscopie d'une manière très continue. Il était difficile d'éviter l'abus de travail radioscopique pendant la guerre, mais en temps de paix aucune organisation rationnelle ne doit imposer ni tolérer des abus de ce genre ; la radioscopie ne doit être pratiquée qu'en quantité limitée et avec une intensité de rayons limitée. Avec une bonne adaptation, une intensité de 2 à 3 milliampères dans l'ampoule sur une différence de potentiel d'environ 50.000 volts est, en général, suffisante.

Le malade reçoit nécessairement les rayons directs ; on doit donc seulement veiller à ne point en abuser. Une cause d'abus fréquente est la présence de plusieurs personnes qui se communiquent leurs observations. C'est une question de conscience que de limiter l'examen au strict nécessaire. Le malade n'est averti du danger par aucune douleur, c'est donc à l'opérateur à songer à le ménager.

Les blessés de guerre qui n'avaient encore jamais été soumis à l'examen radiologique, craignaient, en général, cet examen et demandaient si on les ferait souffrir. Il fallait parfois les rassurer et leur prometttre qu'ils ne souffriraient pas plus que d'une photographie. Plus tard, quand l'usage de la radiologie fût généralisé, beaucoup d'entre eux étaient déjà familiarisés avec les rayons. Pourtant, jusqu'à la fin de la guerre, il m'est arrivé de voir des soldats blessés qui n'avaient encore jamais subi d'examen radiologique et qui demandaient avec inquiétude ce qu'ils avaient à craindre de ces appareils à l'aspect inusité.

V

PERSONNEL RADIOLOGIQUE

Je crois avoir fait comprendre dans les chapitres précédents la valeur des méthodes de la radiologie de guerre. J'ai exposé aussi le rôle de l'outillage nécessaire pour l'application de ces méthodes. Il convient maintenant d'aborder une question d'importance fondamentale, qui est celle du personnel radiologique.

Quelle que soit la valeur de l'appareillage et des méthodes, c'est du personnel chargé de leur utilisation que dépend, en définitive, le rendement efficace. L'appareillage radiologique doit être manié par des mains expertes, et les méthodes doivent être appliquées avec intelligence ; sinon, les résultats ne répondent, en aucune manière, au but à atteindre. Autrement dit, la radiologie est un métier, que l'on ne peut exercer sans l'avoir appris.

Le personnel radiologique, proprement dit, comprend les médecins radiologistes et les manipulateurs. De plus, il convient d'insister sur le rôle du chirurgien et sur la nécessité d'une collaboration étroite entre le chirurgien et le radiologiste.

Au début de la guerre, les conditions relatives au personnel étaient aussi précaires que celles concernant l'appareillage. Il y avait à Paris et dans les autres grandes villes de France un certain nombre de médecins radiologistes parmi lesquels des spécialistes très compétents. Ceux-ci n'auraient pu, en aucun cas, former un contingent suffisant pour les besoins, mais comme, de plus, ces besoins n'avaient pas été prévus, ils furent, pour la plupart, mobilisés dans des services sans rapport avec leur spécialité. Quelques-uns seulement furent affectés, dès le début, aux voitures radiologiques ou aux Services centraux ; les autres ne retrouvèrent que plus tard une affectation conforme à leurs aptitudes.

Il n'existait pour les médecins radiologistes aucun entraînement les initiant au Service radiologique pratiqué dans les conditions spéciales créées par la guerre. Un tel entraînement aurait pu être prévu par le Service de Santé militaire. On peut aussi concevoir que si la France eût possédé déjà une organisation de radiologie pour la campagne et pour les centres d'usines, on aurait pu tout naturellement disposer d'un certain nombre de médecins radiologistes très habitués à travailler dans des circonstances variées et capables de faire face aux difficultés de la situation nouvelle.

Il y a en effet, une grande différence entre le travail du médecin radiologiste dans une ville, avec un appareillage installé à poste fixe et, à proximité, des constructeurs ou des ingénieurs toujours prêts à rectifier un défaut de fonctionnement, — et le travail sur une voiture radiologique, ou même avec un appareil fixe, dans un coin retiré où l'on ne peut espérer aucune aide d'un autre que de soi-même. On voit immédiatement qu'il faut, pour réussir, une réelle connaissance des appareils, de leur manipulation, de leur réglage, — ainsi qu'une faculté d'initiative pratique qui n'accompagne pas toujours la compétence. Ces qualités pratiques et efficaces ont grandement fait défaut au début de la guerre, tandis qu'au point de vue purement technique, ce qui a le plus manqué, c'était l'habitude de la radioscopie et la connaissance des principes de localisation. On rencontrait aux hôpitaux des médecins radiologistes très familiers avec la radiographie, mais n'ayant jamais fait une radioscopie, ne pouvant ni régler ni faire fonctionner sans aide l'appareil dont ils devaient se servir et ne connaissant aucun procédé de localisation. Il est juste de dire que, là comme ailleurs, l'effort individuel suppléa souvent au manque de préparation ; beaucoup de médecins surent acquérir les connaissances qui leur manquaient et perfectionner leur technique.

Si le personnel médical était insuffisant et, pour une part, insuffisamment préparé, le personnel subalterne de « manipulateurs » n'était guère constitué. Le manipulateur est l'aide qui fait fonctionner les appareils pour le médecin radiologiste ; c'est lui qui entretient l'appareillage en bon état, développe les plaques, manipule le porte-ampoule, répare les défauts de l'installation électrique. Son rôle est, en principe, celui d'un ingénieur technicien ; quand il est affecté à un poste mobile, il doit, comme le médecin, être particulièrement actif, habile et « débrouillard ».

Une confusion s'est d'ailleurs introduite, dès le début, dans la conception du rôle des manipulateurs. Il a fallu en donner, tout d'abord, aux médecins chargés des voitures et aux services principaux. Or, le personnel disponible se réduisait à un petit nombre d'infirmiers militaires ayant quelque connaissance des appareils. On chercha donc d'urgence les manipulateurs indispensables et on en trouva parmi les ingénieurs et les professeurs mobilisés dont quelques-uns étaient au courant de la technique, tandis que d'autres purent l'assimiler rapidement, grâce à leur instruction adéquate. C'est ainsi que les meilleurs manipulateurs furent désignés, pour la plupart, sur les indications fournies par le Patronage National des blessés : des physiciens qui, en territoriaux, gardaient les ponts et les voies furent acheminés dans les laboratoires de radiologie ou affectés aux voitures. Parmi ces hommes de haute culture, animés d'un grand désir d'être utiles, beaucoup devinrent des opérateurs de premier ordre et s'appliquèrent à acquérir la technique de la radiologie de guerre, tout en complétant lenrs connaissances en anatomie. Et bien qu'en principe, ils n'eussent jamais dû opérer autrement qu'en aidant les médecins radiologistes, néanmoins en pratique, devant la pénurie de ces derniers, ils ont souvent été seuls à assurer le service radiologique d'une formation sanitaire, cette charge leur ayant été confiée par le chirurgien ou le médecin chef qui avaient apprécié la valeur de leur collaboration.

De même, entre les manipulateurs affectés aux voitures radiologiques et les médecins chargés de celles-ci, il s'établit dans certains cas, une collaboration si étroite, qu'en cas de travail extrêmement soutenu, le service était assuré totalement et alternativement par chacun d'eux.

On voit, par ces exemples, comment le rôle du manipulateur, dans le cas de la radiologie de guerre, a pu subir une extension qui allait parfois jusqu'à une indépendance de travail presque entière. Cet état des choses qui eût été entièrement anormal en temps de paix, était lié aux conditions dans lesquelles les médecins chefs des hôpitaux et les chirurgiens sont entrés en relation avec la radiologie. Ceux-ci, tout au début de la guerre, n'avaient, en général, qu'une confiance très limitée dans l'utilité de la radiologie. Parfois, ils en refusaient ouvertement le secours, par crainte d'encombrement et de perte de temps. Le plus souvent, ils la considéraient comme applicable dans les grands centres seulement, à l'arrière du front, conformément à l'opinion adoptée alors par la Direction du Service de Santé.

Il ne suffisait pas, à cette époque, d'offrir l'appareillage radiologique aux hôpitaux : toute une éducation était à faire. Dans des hôpitaux du front surchargés de blessés, tel chef de service n'acceptait pas l'installation de rayons X, parce qu'il la considérait comme un luxe et parce qu'il n'en réalisait pas l'efficacité bienfaisante.

Pour peu qu'au premier essai d'adjonction d'un service radiologique à une formation les résultats se soient montrés médiocres, le scepticisme se trouvait augmenté. Si, au contraire, quelque opérateur actif et intelligent, tantôt un médecin, tantôt un manipulateur, tantôt quelque particulier civil, professeur, ingénieur, pharmacien, élève d'une école supérieure, — réussissait à rendre quelques services réels au moyen d'un appareil radiologique parfois bricolé à grand'peine avec des éléments disparates, — aussitôt la confiance la plus complète venait remplacer les préventions ultérieures. Dès lors, l'avenir de la radiologie était assuré dans cette formation, à condition de bénéficier des services de celui qui en avait fait reconnaître les bienfaits ; tout changement paraissait devoir être funeste au fonctionnement du nouveau service. C'est seulement avec le temps et avec le développement des compétences que ce point de vue très particulier fut peu à peu abandonné et que commencèrent à se faire sentir les effets d'une organisation centrale qui se constituait peu à peu à la Direction du Service de Santé.

J'étais moi-même chargée de la direction du Service radiologique de la Croix Rouge (U. F. F.), et j'avais, de plus, assumé auprès du Patronage National des Blessés, la tâche d'établir, aux frais de cette Œuvre, des installations radiologiques, partout où il y en avait un besoin urgent. A ce double titre, j'ai pris part à l'effort des premières années et j'ai accompli, dans ce but, de nombreux voyages, transportant presque toujours du matériel radiologique, soit en voiture, soit en chemin de fer. Ces voyages comportaient généralement l'installation provisoire ou définitive d'appareils et l'examen des blessés de la région. Mais ils permettaient, de plus, d'acquérir une documentation sur les besoins les plus urgents de la région considérée et sur les moyens propres à améliorer la situation.

Il était facile de constater, en particulier, que le personnel compétent faisait presque toujours défaut. Il fallait faire par ses propres moyens l'installation des appareils et quand, celle-ci venait d'être établie, il était presque toujours nécessaire d'en expliquer le fonctionnement dans tous les détails soit au médecin soit à quelque manipulateur de bonne volonté et d'intelligence vive qui, au prix d'un travail intensif, assimilait rapidement cette technique nouvelle pour lui.

Au cours de ces voyages j'ai été très frappée de l'admiration que les médecins et les chirurgiens des hôpitaux, manifestaient fréquemment pour la vision radioscopique que pouvaient leur offrir les appareils mis à leur disposition. Plusieurs d'entre eux affirmaient qu'ils n'avaient « jamais aussi bien vu », et que l'appareillage devait être exceptionnellement parfait. Or les appareils, quoique effectivement bons, étaient d'un type normal, et la facilité de vision ne tenait qu'au réglage qui pouvait être réalisé par toute personne bien au courant des appareils, tandis que, dans la région, on n'avait vu jusque-là que des appareils en fonctionnement défectueux, maniés par des personnes insuffisamment documentées. Par exemple, dans une localité importante, où je m'étais rendue pour installer un appareil, le service avait été fait jusque-là par une voiture radiologique, dirigée par un médecin qui n'employait jamais de soupapes ; l'ampoule fonctionnait donc dans de mauvaises conditions et l'on ne pouvait rien voir à la radioscopie. Il m'arrivait aussi d'être appelée d'urgence dans quelque localité isolée pour remédier au mauvais fonctionnement d'un des appareils radiologiques du Patronage : il suffisait parfois de manipuler l'appareil pendant une heure pour rétablir le fonctionnement normal ; seul, le réglage faisait défaut, alors qu'on croyait le transformateur percé et l'ampoule détériorée.

On peut donner des exemples analogues, en ce qui concerne la pratique des localisations. Une manipulatrice, placée depuis peu de temps dans un hôpital, ayant localisé un éclat d'obus qui avait traversé en le broyant le fémur d'une cuisse, le chirurgien qui avait eu à se plaindre de son radiologiste précédent, ne voulut point chercher l'éclat d'obus du côté où on le lui avait indiqué comme accessible, mais le chercha d'abord du côté de la plaie. Ne le trouvant point, il se décida à faire l'exploration de la région indiquée par l'examen radiologique et retira aussitôt le projectile. Il ne fit aucune difficulté pour reconnaître que s'il n'avait pas suivi l'indication, c'est qu'il n'avait accordé aucune confiance à la localisation ; par contre, depuis cet événement, il se montra aussi confiant qu'il avait été prévenu précédemment.

On peut dire, d'une manière générale, que dans les premiers temps, les chirurgiens qui trouvaient un projectile dans la position exacte où il avait été localisé, manifestaient un étonnement et une admiration, comme à la vue d'un miracle. Il n'est pas douteux que ce ne fût là un résultat du manque général de compétence et d'adaptation, et cet état de choses ne cessa qu'avec l'extension de la radiologie et l'établissement d'une collaboration entre les radiologistes et les chirurgiens.

Signalons enfin, que si un manipulateur n'ayant pas fait d'études médicales, ne peut et ne doit pas remplacer un médecin, néanmoins, dans le cas spécial de la radiologie de guerre la collaboration entre un manipulateur et un chirurgien, tous les deux intelligents et habiles, pouvait suffire pour les besoins du service. Les opérations radiologiques à effectuer avaient souvent un caractère principalement géométrique, tandis que dans la radiologie du temps de paix le radio-diagnostic médical joue un rôle prépondérant.

L'extension constante des services radiologiques pendant la guerre exigeant impérieusement une formation de personnel correspondant, un enseignement pour les médecins radiologistes fut créé à l'hôpital militaire du Val-de-Grâce sous la direction de M. le Dr Béclère. Le nombre de médecins, qui suivirent cet enseignement et reçurent des affectations aux services radiologiques de guerre, fut environ 300; n'étant pas en nombre suffisant pour suffire à tous les besoins, ils furent, en général, envoyés aux armées.

Une école de manipulateurs fut également créée par le Service de Santé ; y étaient admis seulement des mobilisés appartenant à des classes relativement anciennes. Le recrutement laissait, en général, à désirer, en ce qui concerne les aptitudes nécessaires pour recevoir cette instruction spéciale. L'école forma quelques centaines de manipulateurs tous utilisés dans les services radiologiques des armées et du territoire.

Malgré ces mesures, la pénurie de personnel restait extrême et l'on ne pouvait satisfaire aux besoins. Ayant pu me rendre compte de cette insuffisance qui menaçait de rendre inefficace l'extension des services radiologiques et la création de postes nouveaux, j'offris au Service de Santé de créer à l'Institut du Radium une école de manipulatrices choisies parmi les jeunes filles ou jeunes femmes

reconnues aptes à assurer ce service après
avoir reçu une instruction convenable. Cette
proposition fut acceptée, et l'école fut orga-
nisée, en relation avec un enseignement pour
les infirmières militaires qui fut établi en
même temps à l'hôpital Edith Cavell, sous la
direction de la regrettée Mme Girard-Mangin,
Docteur en Médecine.

L'enseignement était donné par séries comprenant chacune environ 20 élèves. En raison
de l'urgence des besoins, la durée des cours
d'une série était limitée à six semaines ou deux
mois. En revanche, l'enseignement était très
intensif, les élèves étant occupées pendant toute
la journée. L'enseignement comportait une
partie théorique, comprenant les notions élé-
mentaires indispensables (électricité, courant
électrique, mesures de courant et de potentiel,
phénomènes d'induction, appareillage radiologique, théorie du fonctionnement des ampoules
et des soupapes, méthodes d'observation
radioscopiques et radiographiques). La partie
pratique de l'enseignement consistait en manipulations qui familiarisaient les élèves avec
tous les détails du service radiologique dont le
principe était exposé dans le cours théorique.

En outre, un enseignement élémentaire
d'anatomie et de lectures de clichés radiographiques était adjoint à l'enseignement technique.

Le recrutement était assez varié. L'Ecole recevait les infirmières militaires dont la demande d'admission avait été approuvée par leurs chefs de service ; elle accueillait également des infirmières de Croix Rouge envoyées par la Société dont elles faisaient partie. Enfin, un appel fut fait à des jeunes filles ou jeunes femmes qui pouvaient, sans être infirmières, suivre les cours pour devenir manipulatrices de radiologie dans les hôpitaux militaires. Le niveau des connaissances des candidates n'était pas uniforme ; toutefois, un nombre assez grand d'entre elles possédaient une instruction assez solide, primaire ou même secondaire.

On pouvait se demander ce qu'il serait possible d'obtenir d'un enseignement technique très spécial et comprenant des notions scientifiques assez délicates et difficiles, cet enseignement s'adressant à des élèves d'un niveau atteignant rarement celui du baccalauréat ou du brevet supérieur. L'expérience montra que, à condition de donner à l'enseignement une forme très pratique, on peut adapter les notions essentielles de manière à les rendre parfaitement assimilables pour les élèves auxquelles elles s'adressent. Celles-ci en tirent, d'ailleurs, un profit proportionnel à leur instruction et à leurs capacités.

L'école eut un succès presque inespéré et forma depuis l'année 1917 jusqu'à la fin de la guerre environ 150 manipulatrices qui reçurent des affectations immédiates, principalement dans les Services du territoire ; quelques-unes, cependant, obtinrent sur leur demande des affectations aux services des armées. Elles donnèrent, en général, toute satisfaction par leur travail. Quelques-unes se trouvèrent même obligées d'assurer un service radiologique en l'absence de médecins radiologistes, et firent face à cette tâche avec un effort si consciencieux qu'elles méritèrent l'approbation et la confiance entière de leurs chefs de service.

L'expérience ainsi faite semble très concluante. Il n'est pas douteux que le métier de manipulatrice en radiologie convient parfaitement bien à des femmes d'instruction moyenne, à condition qu'elles aient de l'intelligence, de l'activité et une certaine capacité de dévouement indispensable dans les relations avec les malades.

Encouragée par les résultats obtenus, la Direction du Service de Santé a décidé la continuation de l'enseignement après la guerre, afin de pouvoir disposer d'un personnel de manipulatrices pour le service de radiologie des hôpitaux militaires en temps de paix. Ce service, considérablement réduit par rapport aux services de guerre, est cependant beaucoup plus important que celui d'avant-guerre, par suite de la conception nouvelle du rôle de la radio-

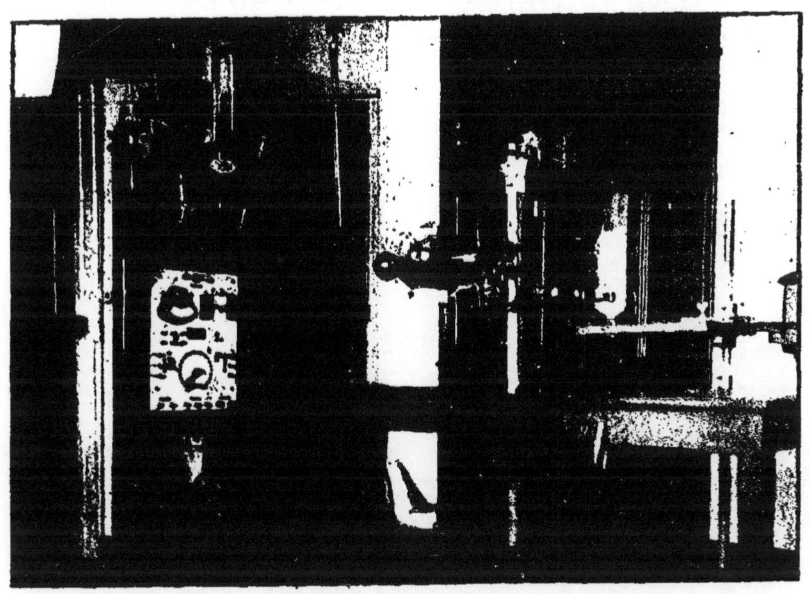

Salle de travail à l'école des manipulatrices en radiologie.

logie sur laquelle je reviendrai plus loin. Par un accord établi avec le Service de Santé, l'Ecole de Radiologie des manipulatrices continue à fonctionner provisoirement à l'Institut du Radium. La planche XVI représente l'une des salles de travail de l'Ecole.

VI

RENDEMENT ET RÉSULTATS

Nous avons pu nous rendre compte par l'ensemble des chapitres précédents, combien l'effort d'adaptation des services radiologiques aux besoins de la guerre a été considérable. Il est réconfortant de constater que cet effort n'a pas été vain. Ses résultats se traduisent par la conservation de la vie ou de la capacité de travail à un très grand nombre de blessés et, de plus, par une éducation générale qui a permis d'assigner à la radiologie, en tant que moyen de diagnostic médical, une place conforme aux services qu'elle est susceptible de rendre, non seulement en temps de guerre mais aussi en temps de paix.

On peut estimer qu'au cours de la guerre, les services radiologiques, si précaires au début de celle-ci, ont pris une extension considérable. Sans doute, l'organisation pouvait encore présenter des lacunes, et comme toute œuvre humaine, elle était susceptible de perfectionnements constants ; mais le tableau général était en opposition bien frappante avec la triste situation de la première année de guerre.

Au début, quelques installations radiologiques à peine, — personnel composé d'un petit nombre de spécialistes dont les services n'ont même pas été utilisés, — ignorance générale relativement à l'emploi de la radiologie, — efforts isolés et souvent peu efficaces pour en répandre la pratique; et, comme conséquence de cet état de choses, manque des renseignements les plus indispensables pour soigner les blessés dont le nombre avait dépassé toutes prévisions.

A cette époque, un blessé n'était *jamais* examiné à l'aide de rayons X dans les premiers jours qui avaient suivi la blessure; il était donc *toujours* opéré et transporté dans des conditions où le hasard jouait un rôle prépondérant. Combien de blessés furent évacués avec une lésion qui imposait le repos mais qui est restée ignorée; combien d'autres périrent d'infections que l'on aurait pu éviter à l'aide d'une opération faite à temps avec le concours de l'examen radiologique; combien furent amputés pour des raisons analogues; combien furent opérés plusieurs fois sans succès par défaut d'examen, et durent séjourner pendant de nombreux mois dans les hôpitaux; combien contractèrent des infirmités qui auraient pu être empêchées par des soins plus éclairés.

Toute personne qui a pu apprécier la rapidité presque merveilleuse avec laquelle se reconstitue la santé chez des hommes jeunes, dès que la cause qui entretient la lésion a disparu, — ne peut manquer d'éprouver un regret profond, en pensant à toutes les vies sacrifiées en pure perte et à toutes les capacités de travail définitivement compromises, pour n'avoir pu à temps extraire des corps étrangers souillés ou dangereusement situés, ou bien pour n'avoir pas eu de renseignements suffisants sur les détails d'une fracture.

Cet état de choses lamentable a subi progressivement une modification complète. Le Service de Santé aidé par l'initiative privée, put doter ses formations sanitaires d'appareillages radiologiques. Les postes fixes, les postes demi-fixes et les voitures se sont multipliés. Vers la fin de la guerre, toute formation importante possédait non plus un appareillage, mais un nombre d'appareils proportionné aux services qui lui étaient demandés. C'est ainsi que lors de la bataille de la Somme les grands hôpitaux d'évacuation construits spécialement en vue de batailles dans cette région, utilisaient chacun plusieurs appareils desservis par des équipes de médecins et de manipulateurs et fonctionnant, en cas de besoin, d'une manière continue. Chaque poste avait à sa disposition un matériel suffisant en ampoules, soupapes, écrans, plaques et accessoires divers. Les hôpitaux ou ambulances isolés dont quelques-uns ont subsisté jusque dans les derniers temps, pouvaient toujours faire appel à un poste mobile s'ils ne disposaient pas d'une installation propre. Alors qu'en effet, au début de la guerre, les rares voitures radiologiques ne pouvaient suffire aux besoins et devaient se contenter d'un hâtif examen d'un nombre considérable de blessés, lors d'une de leurs apparitions dans telle région, — il est arrivé au contraire, plus tard, que par suite de la généralisation de services attachés aux hôpitaux, les postes mobiles se sont trouvés déchargés de tout service intensif et ont pu reprendre leur véritable rôle de postes de secours disponibles à tout instant. Ainsi, l'on s'acheminait de plus en plus vers l'état des choses où chaque blessé pouvait être admis à l'examen radiologique, d'abord, aussitôt après la blessure, puis, dans la suite du traitement, chaque fois que l'examen était jugé utile. En même temps, les bénéfices de l'examen étaient de plus en plus étendus aux malades, plus particulièrement à ceux atteints d'affections pulmonaires.

On conçoit qu'une telle organisation comportait au total un nombre d'examens considérable. Voici quelques chiffres qui peuvent en donner une idée :

Vers la fin de l'année 1918 il y avait en service, dans les hôpitaux du territoire et aux armées, plus de 500 postes radiologiques fixes et semi-fixes, tandis que le nombre des appareils mobiles sur les voitures, sur les camions de stérilisation et sur ceux des ambulances chirurgicales automobiles était d'environ 300, dont la plupart aux armées.

Ces appareillages étaient desservis par environ 400 médecins radiologistes, aidés et en partie suppléés par un personnel auxiliaire ; de ce dernier, furent utilisés environ 800 manipulateurs et 150 manipulatrices.

Citons, à titre d'exemple, que pendant l'année 1915 la 6ᵉ armée possédait sur un front de 70 kilomètres, de Soissons à Montdidier, 3 voitures radiologiques (du Patronage National des Blessés). Cette même armée disposait en 1917, lors de l'offensive du Chemin des Dames, sur un front moitié moins étendu, de Soissons à Fismes, de plus de 50 postes radiologiques. L'une des voitures qui ont assuré le service de cette armée de juin 1915 à janvier 1917, a effectué pendant cette époque environ 10.000 examens sur un nombre de blessés d'environ 7.000.

On pouvait évaluer à 900.000 environ le nombre des blessés examinés aux rayons X au cours des années 1917 et 1918, le nombre total des examens pendant ces deux années montant à 1.100.000.

Ces chiffres témoignent éloquemment de l'activité des services radiologiques pendant la guerre ; ils prouvent que rien n'a été négligé pour assurer aux blessés et aux malades les soins qui leur étaient dus. On peut, en même temps, apprécier une fois de plus, les qualités d'initiative et de persévérance qui ont rendu si efficace l'effort général accompli pendant la guerre, et qui ont ainsi paré aux conséquences funestes du manque initial de préparation et d'organisation.

VII

ORGANISATION D'APRÈS GUERRE

La constitution du service radiologique de
guerre n'est pas seulement pour nous un motif
légitime de soulagement en ce sens qu'elle
correspond à un devoir accompli envers ceux
qui risquaient leur vie pour la défense de la
patrie commune. Nous devons, en plus, y
trouver un enseignement impérieux pour l'avenir. Nous devons en déduire une organisation
d'après guerre dans l'intérêt du développement
de notre race.

Maintenant que l'éducation sur ce point à
été faite, que nul médecin ou chirurgien
n'ignore plus les bienfaits de l'examen radiologique, et que cette connaissance est également répandue parmi les citoyens qui ont été
soldats et parmi leurs familles, — on ne peut
plus revenir à l'ancien état de choses où l'emploi de radiodiagnostic était réservé à des cas
exceptionnels et à des localités exceptionnelles.
Il est indispensable d'assurer à toute la popu-

lation française le bénéfice d'une méthode d'examen aussi précieuse.

Il est à remarquer, tout d'abord, qu'avec la fin de la guerre, ne se sont nullement éteintes les obligations de solidarité sociale suscitées par celle-ci. Nombreux sont les démobilisés qui, revenus dans leurs foyers, ont conservé des souffrances ou des infirmités contractées pendant le service. A tous ceux-là sont dus les soins qui peuvent améliorer leur santé et faciliter leur travail ; et il est parfaitement légitime d'étendre ce droit à leurs familles.

Une obligation analogue est créée par les conditions spéciales de vie dans les régions libérées. La reprise d'activité dans ces régions est parfois très difficile. Les accidents de travail y sont nombreux. Le poste de secours est un élément essentiel du groupement qui entreprend la reconstruction des villages détruits et la mise en valeur des champs ou des puits de mines. A chaque poste de secours doit être affecté un appareil radiologique qui en augmente l'efficacité.

Les conséquences néfastes de la guerre se font sentir encore de bien d'autres manières. Il n'est point nécessaire d'insister sur notre bilan en ce qui concerne le nombre de la population et la santé publique. Nous savons tous que la France a perdu l'élite de sa jeunesse tant au point de vue physique qu'au point de vue moral, et que parmi les citoyens qui ont été épargnés sévit la tuberculose. C'est la tuberculose encore qui attaque la vie des jeunes enfants et compromet l'avenir de la race.

Pour conjurer le danger qui menace celle-ci, aucun effort ne doit être épargné, et le mot d'ordre doit être de faire tout ce qui est possible pour conserver à la France chacun de ses citoyens et pour assurer le développement des enfants. Déjà cette nécessité a été largement comprise, et un vaste effort a été entrepris pour la création de dispensaires antituberculeux et de sanatoriums dans toute la France. Ces établissements dont le rôle est la lutte contre la tuberculose ont besoin pour cela de tous les moyens qu'offre la science moderne ; ils doivent, en particulier, disposer d'appareils radiologiques pour l'examen des lésions pulmonaires et des lésions osseuses.

Les nécessités de l'examen radiologique ne se bornent pas à ces exemples. Cet examen s'impose dans un grand nombre de cas qui se présentent fréquemment dans la vie courante ; il doit constituer un procédé de diagnostic, non point exceptionnel, mais tout à fait habituel. Il doit, en particulier, être employé pour veiller à la santé des enfants, pour contrôler le développement de leur système osseux et l'état des organes internes.

Pour remplir ce rôle social, le service radiologique doit être un élément exigé dans tout hôpital, hospice ou établissement sanitaire de France, dans les villages comme dans les villes. Une telle organisation comporte une grande provision de matériel et un personnel correspondant. La réalisation est facilitée par les disponibilités en appareillage qui résultent de la guerre et par la formation de personnel qui a eu lieu pour les besoins de la guerre.

Le Service de Santé qui s'est trouvé en possession d'un matériel considérable, a pris la décision d'affecter celui-ci à ses hôpitaux militaires, et, dans la mesure des disponibilités, aux hôpitaux mixtes ou civils. De plus, les voitures radiologiques ou postes mobiles en bon état doivent être mis à la disposition des centres de région pour parer aux besoins de celles-ci, en se rendant dans les villages où il n'existe aucun poste fixe. On obtient ainsi un noyau d'organisation qui s'étend sur toute la France.

En dehors de cette action, il en est une autre, d'initiative privée. Les œuvres de guerre, qui disposaient d'appareils radiologiques, en premier lieu le Patronage National des Blessés, ont voulu compléter leur tâche en répartissant les appareils rendus disponibles dans les hôpitaux et dispensaires, de manière à établir des centres de service radiologique ou à conserver ceux qui s'étaient fondés pendant la guerre.

Les hôpitaux et hospices civils des villes de province ont été, en général, utilisés pour le service des blessés pendant la guerre. A ce titre, iis ont été pourvus d'installations radiologiques établies le plus souvent par l'initiative privée. Il est à remarquer que, dans presque tous les cas semblables, les municipalités ont demandé après la guerre à conserver l'installation et n'ont pas hésité à faire dans ce but un effort en versant une indemnité à l'œuvre qui avait fourni les appareils. C'est là une indication réconfortante du progrès réalisé dans la connaissance générale du rôle de la radiologie et de la nécessité de son emploi régulier.

Ainsi nous pouvons prévoir dès à présent une organisation assez complète qui pourra se perfectionner progressivement, à condition de disposer d'un personnel compétent suffisamment nombreux. Celui-ci doit pouvoir être renouvelé suivant les besoins. Il est dont important que continuent à fonctionner les centres d'enseignement pour les médecins spécialisés en radiologie ainsi que pour les manipulateurs ou manipulatrices chargés d'assurer le bon fonctionnement des appareils. Pour répondre à ce besoin, un cours de Radiologie a été créé récemment à la Faculté de Médecine de Paris.

Il convient aussi d'encourager la fabrication des appareils, des ampoules, soupapes, écrans, etc., afin que les nombreux centres radiologiques nouvellement créés puissent s'approvisionner facilement en matériel indispensable.

VIII

RADIOTHÉRAPIE ET RADIUMTHÉRAPIE

Dans les chapitres qui précèdent, l'importance de la Radiologie a été examinée au point de vue de son utilisation pendant la guerre et de son emploi, en principe analogue, en temps de paix. Mais il existe une autre application des rayons X, dont l'importance est considérable ; c'est le traitement de certaines maladies par les rayons X ou la *radiothérapie*. A cette méthode de traitement se rattache une méthode analogue utilisant des moyens entièrement différents : le traitement par les rayons des radio-éléments ou *radiumthérapie*.

RADIOTHÉRAPIE. — Nous avons vu déjà que les rayons X produisent sur l'organisme des effets physiologiques qui peuvent être extrèmement dangereux, mais qui peuvent aussi offrir un moyen de combattre certaines maladies. Parmi celles-ci, on peut signaler diverses maladies de la peau : ulcères superficiels, tâches de lie de vin, etc.

On peut aussi obtenir des succès remarquables dans le traitement de tumeurs malignes profondes, en particulier de sarcomes. Ce résultat est extrèmement important, car on sait quels sont les ravages imputables au cancer, et combien ce fléau est difficile à combattre, malgré les bienfaits de la technique chirurgicale.

La technique de la radiothérapie est quelque peu différente de celle qui convient à la radiologie employée comme méthode d'examen. Pour cette dernière, en effet, une grande puissance d'action n'est pas toujours exigée ; ce n'est qu'exceptionnellement que l'on aura besoin d'une grande intensité de rayonnement, pour obtenir une radiographie instantanée. De plus, le rayonnement utilisé doit avoir un pouvoir pénétrant moyen qui correspond à une tension d'environ 50.000 volts. En radiothérapie, au contraire, il est, en général, nécessaire de faire agir les rayons jusqu'à une certaine profondeur, aussi uniformément que possible, et à cet effet on emploie, de préférence, le rayonnement très pénétrant que l'on peut faire émettre à un tube Coolidge actionné par un appareil intensif, sous une tension qui peut dépasser 100.000 volts.

Si la radiothérapie demande un appareillage puissant, elle exige aussi une compétence toute spéciale. Les rayons y sont employés avec des doses parfois considérables, car il s'agit ici de provoquer leur effet physiologique, au lieu de l'éviter, comme dans le cas d'un examen radiologique. La radiothérapie ne peut donc être pratiquée que par un médecin spécialiste compétent ; elle exige la connaissance approfondie de l'action des rayons sur les tissus, action qui dépend des conditions de l'application, lesquelles sont elles-mêmes très variées.

On peut en conclure que la place de la radiothérapie n'est pas en général indiquée dans les nombreux postes radiologiques normaux faisant partie de l'organisation radiologique d'après guerre, et ne possédant ni la puissance nécessaire ni un personnel suffisamment spécialisé. La radiothérapie se prête plutôt à être centralisée dans quelques services importants munis d'appareils de grande puissance et placés sous la direction de spécialistes éminents. C'est dans ces conditions que la radiothérapie a été pratiquée pendant la guerre, dans les services militaires ; son emploi était réservé aux Centres de Physiothérapie du territoire, où l'on envoyait tous les malades susceptibles d'être soignés par cette méthode, qui s'est montrée, en particulier, très efficace pour le traitement de cicatrices vicieuses, d'adhérences, d'arthrites, de névrites consécutives aux blessures, etc.

Radiumthérapie. — La radiumthérapie est une technique qui a de grandes analogies avec la radiothérapie, sauf que la source des rayons est en ce cas différente. Les rayons utilisés ne proviennent d'aucun appareil) ; ils sont émis spontanément par certaines substances nommées *radio-éléments* qui existent dans la nature, mais qui ne sont connues que depuis peu de temps, car leur extrême dilution dans les minerais qui les contiennent les a fait passer inaperçues jusqu'à leur découverte récente. Le plus important de ces corps nouveaux est le *radium*, élément découvert en 1898 par Pierre Curie et par moi. Le radium émet des rayons de plusieurs espèces, analogues en tout point à ceux qui sont produits dans une ampoule de Crookes actionnée par un courant de haute tension. En particulier, l'un de ces groupes, les rayons γ, possèdent les mêmes propriétés que les rayons X, mais peuvent atteindre un pouvoir pénétrant encore plus considérable. Ce sont les rayons γ du radium qui sont surtout employés pour la radiumthérapie.

La source des rayons étant dans la substance, celle-ci est enfermée dans un tube de verre ou de métal hermétiquement fermé et agit au travers des parois de ce dernier. La puissance du rayonnement du radium étant considérable, quelques centigrammes de ce corps sont capables de produire des effets thérapeutiques importants ; ces quantités peuvent donc être contenues dans des tubes de très petites dimensions que l'on peut placer au voisinage ou au contact des tissus malades ou encore à l'intérieur de ceux-ci. Ce dernier mode d'utilisation est spécial au radium et ne saurait être réalisé avec l'aide des rayons X.

Le radium est fabriqué industrielllement, mais en raison de son extrême rareté, son prix est très élevé. D'une tonne de minerai moyen, on n'extrait guère que quelques centigrammes de radium, et chaque milligramme de ce corps coûte environ un millier de francs.

Un autre élément radio-actif ou radio-élément, le *mésothorium* est également l'objet d'une fabrication industrielle ; ce corps est employé en thérapie de la même manière que le radium, mais son activité s'altère peu à peu, tandis que celle du radium ne subit en plusieurs années qu'une modification inappréciable.

Les maladies traitées par la radiumthérapie sont, en principe les mêmes que celles que l'on traite par les rayons X. Mais la technique employée doit nécessairement être différente, puisque le mode d'émission de rayons n'est pas le même. Le degré d'efficacité relatif des deux méthodes peut également différer suivant les circonstances ; les rayons X conviendront mieux, par exemple, pour irradier une lésion à grande surface, tandis qu'un cancer de l'utérus devra être traité par un tube de radium introduit à l'intérieur de la cavité. Il ne serait guère possible de dire aujourd'hui si qualitativement l'effet des rayons X sur les tissus est tout à fait équivalent à celui des rayons γ du radium ; ces derniers constituent un rayonnement ultra-pénétrant, à très haute fréquence, dont l'action physiologique pourrait offrir des caractères spéciaux.

Un autre fait important différencie l'emploi du radium de celui des tubes de Crookes. En dehors des rayons γ, le radium émet encore deux autres espèces de rayons : les *rayons α* et les *rayons β*, dont le pouvoir pénétrant, très inférieur à celui des rayons γ, est cependant suffisant pour qu'ils puissent être utilisés dans certaines conditions. Aussi bien les rayons α que les rayons β sont une projection de particules animées de très grandes vitesses et portant une charge électrique, positive pour les particules α qui ont les dimensions d'atomes, et négative pour les particules β qui sont identiques aux électrons (voir p. 7). Les rayons correspondants sont émis aussi dans un tube de Crookes où ils prennent le nom de rayons positifs : atomes chargés positivement, et de rayons cathodiques : électrons lancés par la cathode ; mais ni les uns ni les autres ne peuvent franchir la paroi du tube, de sorte qu'on n'a pu les utiliser pour les besoins de la thérapie.

Le pouvoir pénétrant des rayons α du radium, quoique très supérieur à celui des rayons positifs et des rayons cathodiques, est cependant fort limité ; ces rayons peuvent se propager à une distance de quelques centimètres dans l'air à la pression atmosphérique, mais ils ne traversent pas plus d'un dixième de millimètre de substance solide ou liquide, très différents en cela des rayons γ ou des rayons X qui traversent le corps humain. Néanmoins, l'utilisation des rayons α offre un intérêt particulier, parce que ce rayonnement représente environ 90 p. 100 de l'énergie dégagée dans l'émission du radium.

Quand cette substance, au lieu d'être enfermée dans un tube, est collée sur une plaquette, au moyen de très peu de vernis, le rayonnement émis se compose de rayons α, de rayons β, plus pénétrants que les précédents, et de rayons γ. L'action superficielle exercée par un appareil à radium de ce genre (« sel collé ») est très intensive et comparable à une cautérisation.

On peut rendre l'action des rayons α plus profonde en diffusant dans l'organisme la substance qui les émet ; c'est ce que l'on peut réaliser au moyen d'injections de solutions ou de suspensions fines de sel de radium qui agissent au contact des tissus par les rayons α émis partout où se trouve la matière active. Les injections de sel de radium peuvent être remplacées par des injections d'autres radio-éléments dont l'emploi est plus avantageux ; on peut épargner le radium, substance précieuse, en utilisant certaines matières radio-actives que le radium produit constamment et qui peuvent rendre les mèmes services que lui, mais seulement pendant un temps limité. Tel est, par exemple un gaz radio-actif, nommé *émanation du radium*, qui se forme régulièrement dans le radium et peut en être extrait à intervalles réguliers ; ce gaz se détruit peu à peu, suivant une loi déterminée, en émettant des rayons α que l'on peut utiliser si l'émanation a été introduite dans l'organisme, soit mélangée à l'air et aspirée par inhalation, soit dissoute dans l'eau et injectée dans les tissus.

L'action des rayons α sous cette forme diffusée peut être très énergique. Dans des expériences faites sur de petits animaux, on atteint facilement des doses mortelles. A dose convenable on obtient des effets thérapeutiques d'un grand intérèt, spécialement caractérisés dans le traitement des arthrites.

L'émanation du radium peut aussi être employée d'une autre manière. Extraite du radium et libérée d'air et de tout gaz étranger, elle occupe un très petit volume. On peut alors, au moyen d'opérations spéciales, la transporter dans des tubes de verre de 10 à 15 millimètres de longueur et d'un ou deux dixièmes de millimètre de diamètre. Chacun de ces petits tubes scellés est introduit dans une gaine de platine mince ayant l'aspect d'une aiguille et pouvant être insérée dans un tissu malade que l'on veut soumettre au rayonnement. L'émanation du radium n'émet pas elle-même de rayons pénétrants capables de traverser la gaine, mais elle donne naissance à un produit qu'on nomme son *dépôt actif* et qui émet des rayons γ exactement semblables à ceux qui sont émis par le radium. Cette ressemblance n'a rien qui doive nous surprendre ; en effet, le radium contient toujours l'émanation qu'il produit et le dépôt actif de celle-ci, de sorte que les rayons γ du radium sont dus en réalité non pas à cet élément lui-même, mais à ses dérivés qui l'accompagnent. Ainsi il est naturel, qu'en séparant ces dérivés, on puisse séparer en même temps le rayonnement γ et remplacer l'action du radium par celle des produits auxquels il donne naissance.

On peut comprendre, d'après l'exposé qui précède, combien la technique de l'emploi du radium est variée et combien elle offre de possibilités. Le champ d'action se trouve encore accru par l'emploi du mésothorium qui forme également des dérivés avec émission de divers groupes de rayons ; certains de ces dérivés peuvent être séparés comme dans le cas du radium. D'autres radio-éléments encore pourraient être utilisés à leur tour.

Cette technique si riche et si complexe est cependant d'une très grande précision. Les radio-éléments peuvent être dosés très exactement. Il est vrai que les pesées ne sont guère en usage dans ce cas ; si la quantité de matière active à déterminer est, en général, bien faible pour le radium, — quelques milligrammes ou centigrammes par exemple, — elle est, pour l'émanation du radium ou son dépôt actif, aussi bien que pour le mésothorium et ses dérivés, inaccessible à la pesée. En revanche, des quantités infinitésimales de radio-éléments peuvent être dosées avec perfection par des méthodes de mesures électrométriques. Il est facile de mesurer, par ce moyen, à 1 p. 100 près un millième de milligramme de radium. L'habitude de mesurer exactement les tubes de radium, de mésothorium ou d'émanation du radium donne une grande sécurité à la radium-thérapie et forme une *condition essentielle de son perfectionnement.*

Les mesures de radium sont rapportées à un *étalon international* préparé par moi sous forme d'un tube de verre scellé contenant une quantité pesée (environ 20 milligrammes) de chlorure de radium pur. Par comparaison avec cet étalon principal, on a pu établir des étalons secondaires destinés à des services de vérification centraux dans divers pays. En France, ce service est attaché à l'Institut du Radium, où les quantités de radium, contenues dans les tubes soumis au contrôle, sont déterminées par la mesure de leur rayonnement γ, comparativement à celui du tube étalon. On mesure de même les tubes de mésothorium, en comparant leur rayonnement à celui d'une quantité connue de radium. C'est encore le même principe qui est appliqué à la mesure de tubes d'émanation, et l'on nomme *millicurie* la quantité d'émanation dont le rayonnement γ est égal à celui d'un milligramme de radium élément en équilibre avec les produits de sa transformation.

Organisation centrale. — Afin d'obtenir le maximum de rendement dans l'utilisation médicale des radio-éléments, des instituts spéciaux ont été créés dans différents pays. Ces établissements possèdent des quantités relativement grandes de radium ; certains d'entre eux disposent de plusieurs grammes de la précieuse substance. Celle-ci est employée en partie en tubes scellés ou en sels collés ; mais la plus grande partie est, en général, conservée en solution ; l'émanation qui en est extraite chaque jour est utilisée pour les traitements, soit dans de petits tubes scellés, soit dans d'autres appareils de forme appropriée, nommés *applicateurs*. Les traitements ont lieu dans un hôpital faisant partie de l'institution. Mais celle-ci délivre aussi à l'extérieur des tubes et appareils à émanation aux médecins qui en font la demande.

On aperçoit immédiatement les avantages d'une organisation semblable. Un Institut central, suffisamment doté, peut réunir des moyens d'action très efficaces. Il peut dans ses services hospitaliers, traiter un grand nombre de malades, sans perte de temps et avec la meilleure utilisation du radium. Il peut centraliser les documents relatifs à ces traitements et en tirer tout le parti possible. Dans ses laboratoires, il peut effectuer toutes les mesures et toutes les études nécessaires pour assurer les progrès de la technique : examens biologiques des tissus malades, mesures de rayonnement, études de dispositifs nouveaux, etc.

L'emploi de l'émanation permet une grande souplesse dans les applications ; les doses sont variables à volonté, ainsi que les formes des applicateurs ; de plus, on peut à volonté utiliser l'émanation sous forme de dissolution dans l'eau (eau active) ou encore répandue dans l'air (air actif) pour inhalation. Quelle que soit la forme de l'emploi, celui-ci offre une sécurité d'importance fondamentale. La matière précieuse, le radium, n'est pas exposée à une circulation dangereuse, pour les besoins du service ; tout risque porte uniquement sur les appareils à émanation, dont la valeur est réduite, puisque cette matière, de durée limitée, peut en quelque sorte être considérée comme un revenu régulier fourni par le radium, mais différent en cela d'un revenu en espèces que l'accumulation ne peut se poursuivre indéfiniment, et qu'il y a tout intérêt à utiliser aussi complètement que possible l'émanation que l'on extrait jusqu'à son extinction complète.

On voit l'intérêt considérable qui s'attache à la création d'Instituts nationaux qui centralisent d'ordinaire la radiumthérapie et aussi la radiothérapie ou traitement par les rayons X. De pareils Instituts existent dans divers pays; les plus importants se trouvent en Angleterre et en Amérique. Mais la France, pays de la découverte du radium et de la radiumthérapie, ne possédait avant la guerre aucun Service pour l'application de cette technique. La France où est née l'industrie du radium, ne possédait avant la guerre aucune provision de radium pour les besoins de la santé publique, se bornant à fournir le radium qui approvisionnait les instituts étrangers.

Pendant la guerre il m'a paru opportun de suppléer à cette lacune par la création d'un service d'émanation destiné à subvenir aux besoins des hôpitaux. Ce service a été établi en 1916 à l'Institut du Radium, d'accord avec le Service de Santé militaire. Le radium utilisé était celui que j'avais préparé en commun avec Pierre Curie et qui avait servi avant la guerre pour les recherches scientifiques de notre Laboratoire. Les ampoules d'émanation produites chaque semaine étaient utilisées pour le traitement des blessés et des malades dans des hôpitaux militaires et aussi, dans une certaine mesure, dans les hôpitaux civils.

Ce premier Service national de Radiumthérapie n'a pu être abandonné à la fin de la guerre. Il a, au contraire, pris un développement nouveau, sous la direction de M. le Dʳ Regaud, directeur du Laboratoire Pasteur de l'Institut de Radium, qui dès son retour des armées y employa toute son activité et toute sa compétence. Ainsi se trouve constituée en germe la Section de Radiumthérapie de l'Institut du Radium. Celle-ci ne peut manquer de se compléter, grâce aux concours généreux qui lui sont acquis dès à présent ainsi qu'à ceux qui lui viendront dans l'avenir.

L'Institut du Radium, créé il y a quelques années par les efforts joints de l'Université de Paris et de l'Institut Pasteur, aura ainsi à assumer une tâche singulièrement plus ample que celle à laquelle il avait été primitivement destiné.

Les résultats obtenus jusqu'ici prouvent combien cette extension est nécessaire. Les progrès de la radiumthérapie s'affirment chaque jour plus sûrs et plus importants. Plusieurs lésions, maladies ou malaises sont traités couramment avec des résultats certains. L'une des plaies les plus terribles de l'humanité, le cancer, cède toujours davantage à la technique de plus en plus perfectionnée des applications du radium venant compléter ou remplacer les ressources de la chirurgie. On peut dire avec certitude que si la victoire n'est pas encore entière, la lutte, néanmoins, se poursuit avec des avantages de plus en plus complets et fréquents ; la guérison est obtenue dans bien des cas, et à défaut de la guérison, une amélioration vient soulager les souffrances et faciliter la vie des malades. La cruelle maladie n'est pas encore réduite à l'impuissance, mais elle est efficacement combattue, et tous les espoirs sont permis.

A l'Institut du Radium incombe la tâche de hâter cette évolution par la constitution d'une section du radiumthérapie modèle, bénéficiant du travail patient de ses Laboratoires, — par des progrès constants de sa technique et de son information biologique, — par son enseignement, de plus en plus adapté aux besoins, destiné à répandre largement les connaissances précises sans lesquelles la pratique de la radiumthérapie n'est qu'une erreur et un danger, — par ses travaux de recherche pure, source de découvertes nouvelles susceptibles de porter de nouveaux fruits. Ainsi l'Institut du Radium aura à remplir un rôle social important, s'ajoutant à sa tâche purement scientifique, pour le plus grand bien de notre pays et de sa capitale.

CONCLUSION

L'histoire de la radiologie de guerre offre un exemple saisissant de l'ampleur insoupçonnée que peut prendre, dans certaines conditions, l'application des découvertes d'ordre purement scientifique.

Les rayons X dont les merveilleuses propriétés ont été, presque aussitôt après leur découverte, appliquées à l'examen du corps humain et à la thérapie, n'ont eu, néanmoins, dans cette voie, qu'une utilisation limitée jusqu'à l'époque de la guerre. La grande catastrophe qui s'est déchaînée sur l'humanité, accumulant des victimes en nombre effrayant, a fait surgir par réaction le désir ardent de sauver tout ce qui pouvait être sauvé, d'exploiter à fond tous les moyens pour épargner et protéger les vies humaines. Et aussitôt nous voyons naître de tous les côtés un effort multiple et varié dont une partie prend pour objet de faire rendre à l'emploi de rayons X tous les services à prévoir. Dès lors, ce qui avait paru difficile et problématique, devient aisé et reçoit une solu-

tion immédiate ; le matériel, le personnel se
multiplient comme par enchantement ; tous
ceux qui ne comprenaient pas, cèdent et accep-
tent, ceux qui ne savaient pas apprennent,
ceux qui étaient indifférents, se dévouent. Et
un peu d'années se trouve constitué un système
réglementaire, où les médecins et les chirurgiens conçoivent aussi peu la possibilité de
négliger l'emploi de rayons X, qu'ils en conce-
vaient peu auparavant l'utilisation générale.
Dès lors, il devient impossible de limiter au
temps de guerre les conceptions qui ont prévalu
d'une manière aussi définitive. Le droit à l'examen radiologique, ou au traitement par les
rayons X, est, dorénavant, pour tout malade,
un droit général et incontesté, — et l'on voit
prendre naissance une organisation d'après
guerre, destinée à rendre ce droit effectif et opérant. Ainsi la découverte scientifique aura
achevé la conquête de son champ d'action
naturel, et aura acquis les moyens d'utilisation
à plein rendement.

Une évolution analogue aura été accomplie
par la radiumthérapie ou application médicale
des radiations émises par les radio-éléments.
Traitement exceptionnel encore jusqu'à présent,
elle est l'objet d'un effort qui tend à la mettre
à la portée de tous ceux qui peuvent mettre
en elle leur espoir. Les souffrances et les pertes
cruelles ont fait sentir plus profondément la

valeur de la vie humaine. Les ravages exercés par le cancer appellent une organisation de lutte méthodique et efficace. Il n'est plus possible de reculer la réalisation qui s'impose. Et ainsi nous voyons se liguer vers un but commun des concours convergents : l'Université de Paris et l'Institut Pasteur encouragent et appuient l'œuvre commencée par l'Institut du Radium ; de généreux donateurs apportent leur concours ; la ville de Paris et le gouvernement ne peuvent s'en désintéresser. Dans peu de temps, l'effort général aura porté les premiers fruits, la radiumthérapie aura en France une première organisation, et ainsi aura été atteint le grand résultat humanitaire qui est un des aboutissements de la découverte scientifique du Radium.

Que pouvons-nous conclure de cette fortune inespérée échue en partage aux nouvelles radiations que la science nous a révélées à la fin du XIXᵉ siècle ? Il semble que nul spectacle n'est plus propre à rendre plus vive notre confiance dans la recherche scientifique désintéressée et à augmenter le culte et l'admiration qu'il convient de lui vouer. Telle nouvelle source de lumière, fruit des patients efforts du savant dans son laboratoire, répandra un jour son éclat sur l'humanité, lui apportant la consolation et l'allègement des souffrances, — telle autre contribuera à faciliter la vie et l'effort pacifique vers plus de bien-être physique, moral et intellectuel. Les répercussions de la pensée féconde sont illimitées. Son champ d'action dépasse tout horizon connu. Toute collectivité civilisée a le devoir impérieux de veiller sur le domaine de la science pure où s'élaborent les idées et les découvertes, d'en protéger et encourager les ouvriers et de leur apporter les concours nécessaires. C'est à ce prix seulement qu'une nation peut grandir et poursuivre une évolution harmonieuse vers un idéal lointain.

TABLE DES MATIÈRES

EVREUX, IMPRIMERIE CH. HÉRISSEY

www.ingramcontent.com/pod-product-compliance
Ingram Content Group UK Ltd.
Pitfield, Milton Keynes, MK11 3LW, UK
UKHW021630170726
13836UKWH00005B/2134